全国中医药行业高等职业教育"十二五"规划教材

U0335489

人 际 沟 通

（供护理及相关专业用）

主　编　黄卫东（长春中医药大学）
副主编　李　琼（新乡医学院）
　　　　朱　玲（四川中医药高等专科学校）
　　　　郑　佳（南阳医学高等专科学校）
　　　　周云仙（浙江中医药大学）
　　　　廖　燕（江西中医药高等专科学校）
编　委　（以姓氏笔画为序）
　　　　王芳华（长春医学高等专科学校）
　　　　代景华（河北中医学院）
　　　　朱　玲（四川中医药高等专科学校）
　　　　李　琼（新乡医学院）
　　　　范文静（上海中医药大学）
　　　　周　密（重庆三峡医药高等专科学校）
　　　　周云仙（浙江中医药大学）
　　　　郑　佳（南阳医学高等专科学校）
　　　　黄卫东（长春中医药大学）
　　　　董　雪（长春中医药大学）
　　　　廖　燕（江西中医药高等专科学校）

中国中医药出版社
·北　京·

图书在版编目（CIP）数据

人际沟通/黄卫东主编. —北京：中国中医药出版社，2015.7
全国中医药行业高等职业教育"十二五"规划教材
ISBN 978 – 7 – 5132 – 2540 – 3

Ⅰ. ①人…　Ⅱ. ①黄…　Ⅲ. ①护理学 – 人际关系学 – 高等职业教育 – 教材
Ⅳ. ①R471-05

中国版本图书馆 CIP 数据核字（2015）第 115059 号

中 国 中 医 药 出 版 社 出 版
北京市朝阳区北三环东路 28 号易亨大厦 16 层
邮政编码　100013
传真　010 64405750
天津市蓟县宏图印务有限公司印刷
各地新华书店经销

＊

开本 787×1092　1/16　印张 12.25　字数 273 千字
2015 年 7 月第 1 版　2015 年 7 月第 1 次印刷
书　号　ISBN 978 – 7 – 5132 – 2540 – 3

＊

定价　25.00 元
网址　www.cptcm.com

社长热线　010 64405720
购书热线　010 64065415　010 64065413
微信服务号　zgzyycbs
书店网址　csln. net/qksd/
官方微博　http：//e. weibo. com/cptcm
淘宝天猫网址　http：//zgzyycbs. tmall. com

张美林（成都中医药大学附属针灸学校党委书记、副校长）

张登山（邢台医学高等专科学校教授）

张震云（山西药科职业学院副院长）

陈　燕（湖南中医药大学护理学院院长）

陈玉奇（沈阳市中医药学校校长）

陈令轩（国家中医药管理局人事教育司综合协调处副主任科员）

周忠民（渭南职业技术学院党委副书记）

胡志方（江西中医药高等专科学校校长）

徐家正（海口市中医药学校校长）

凌　娅（江苏康缘药业股份有限公司副董事长）

郭争鸣（湖南中医药高等专科学校校长）

郭桂明（北京中医医院药学部主任）

唐家奇（湛江中医学校校长、党委书记）

曹世奎（长春中医药大学职业技术学院院长）

龚晋文（山西职工医学院/山西省中医学校党委副书记）

董维春（北京卫生职业学院党委书记、副院长）

谭　工（重庆三峡医药高等专科学校副校长）

潘年松（遵义医药高等专科学校副校长）

秘　书　长　周景玉（国家中医药管理局人事教育司综合协调处副处长）

前　言

中医药职业教育是我国现代职业教育体系的重要组成部分，肩负着培养中医药多样化人才、传承中医药技术技能、促进中医药就业创业的重要职责。教育要发展，教材是根本，在人才培养上具有举足轻重的作用。为贯彻落实习近平总书记关于加快发展现代职业教育的重要指示精神和《国家中长期教育改革和发展规划纲要（2010—2020 年）》，国家中医药管理局教材办公室、全国中医药职业教育教学指导委员会紧密结合中医药职业教育特点，充分发挥中医药高等职业教育的引领作用，满足中医药事业发展对于高素质技术技能中医药人才的需求，突出中医药高等职业教育的特色，组织完成了"全国中医药行业高等职业教育'十二五'规划教材"建设工作。

作为全国唯一的中医药行业高等职业教育规划教材，本版教材按照"政府指导、学会主办、院校联办、出版社协办"的运作机制，于 2013 年启动了教材建设工作。通过广泛调研、全国范围遴选主编，又先后经过主编会议、编委会议、定稿会议等研究论证，在千余位编者的共同努力下，历时一年半时间，完成了 84 种规划教材的编写工作。

"全国中医药行业高等职业教育'十二五'规划教材"，由 70 余所开展中医药高等职业教育的院校及相关医院、医药企业等单位联合编写，中国中医药出版社出版，供高等职业教育院校中医学、针灸推拿、中医骨伤、临床医学、护理、药学、中药学、药品质量与安全、药品生产技术、中草药栽培与加工、中药生产与加工、药品经营与管理、药品服务与管理、中医康复技术、中医养生保健、康复治疗技术、医学美容技术等 17 个专业使用。

本套教材具有以下特点：

1. 坚持以学生为中心，强调以就业为导向、以能力为本位、以岗位需求为标准的原则，按照高素质技术技能人才的培养目标进行编写，体现"工学结合""知行合一"的人才培养模式。

2. 注重体现中医药高等职业教育的特点，以教育部新的教学指导意见为纲领，注重针对性、适用性及实用性，贴近学生、贴近岗位、贴近社会，符合中医药高等职业教育教学实际。

3. 注重强化质量意识、精品意识，从教材内容结构、知识点、规范化、标准化、编写技巧、语言文字等方面加以改革，具备"精品教材"特质。

4. 注重教材内容与教学大纲的统一，教材内容涵盖资格考试全部内容及所有考试要求的知识点，满足学生获得"双证书"及相关工作岗位需求，有利于促进学生就业。

5. 注重创新教材呈现形式，版式设计新颖、活泼，图文并茂，配有网络教学大纲指导教与学（相关内容可在中国中医药出版社网站 www.cptcm.com 下载），符合职业院校学生认知规律及特点，以利于增强学生的学习兴趣。

在"全国中医药行业高等职业教育'十二五'规划教材"的组织编写过程中，得到了国家中医药管理局的精心指导，全国高等中医药职业教育院校的大力支持，相关专家和各门教材主编、副主编及参编人员的辛勤努力，保证了教材质量，在此表示诚挚的谢意！

我们衷心希望本套规划教材能在相关课程的教学中发挥积极的作用，通过教学实践的检验不断改进和完善。敬请各教学单位、教学人员及广大学生多提宝贵意见，以便再版时予以修正，提升教材质量。

国家中医药管理局教材办公室

全国中医药职业教育教学指导委员会

中国中医药出版社

2015 年 5 月

编写说明

美国著名人际关系专家戴尔·卡耐基曾说过，一个人事业上的成功，15%是由于他的专业技术，另外85%靠人际关系、处世技能。而处理人际关系的核心能力就是沟通能力。沟通在人们的工作和生活中有着非常重要的作用。沟通是一种技能，是一个人对自身的知识能力、表达能力、行为能力的发挥。护理人际沟通是护理人员在护理活动中与他人之间的信息、思想、感情、愿望等方面交流及相互作用的过程。护理职业服务于人的特点决定高素质护理人员必须掌握与不同文化、心理、职业需求的服务对象有效沟通的方法和技巧。高职护理教育中设置人际沟通课程，有利于改善护理专业学生知识技能结构，树立正确护理观念，顺应护理专业的新发展，为学生学习其他专业课程及今后走向工作岗位打下基础。

本教材是全国中医药行业高等职业教育"十二五"规划教材，供护理及相关专业使用，也可供在职医护人员参考阅读。主要介绍人际交往的相关知识、理论、技巧以及在护理工作中的应用等，旨在提高学生在护理实践中的人际沟通和建立良好人际关系的能力。在编写过程中力求结合高职护理学专业特点、综合护理教育和临床的案例，以达到内容生动有趣；每一章中设置了知识链接和案例在线，以扩充学生学习认知范围；章后附有复习思考题，有助于提高学生的学习兴趣，增强学生自主的学习能力。此外，教材编写过程中结合当前护理学发展的实践，着重增加了现代传媒在护理中的应用，便于护生将现代传媒应用到护理实践中，不断提高护理工作的效率和水平。

本教材由10所院校的11名专家和资深教师组成编写委员会，共同承担编写工作。具体编写分工是：第一章人际沟通基础由李琼编写，第二章人际关系的建立由黄卫东、王芳华编写，第三章语言沟通由代景华编写，第四章非语言沟通由董雪编写，第五章沟通技巧由周云仙编写，第六章护理人际关系与沟通由郑佳编写，第七章护理实践中的沟通艺术由廖燕编写，第八章多元文化背景下的护理人际沟通由范文静编写，第九章护理教学中的师生关系与沟通由周密编写，第十章现代传媒与医疗人际沟通由朱玲编写。

本书编写过程中，参考了国内外的大量教材、文献等，在此对有关作者表示衷心的感谢。本书虽经反复修改和审阅，但疏漏和不足之处在所难免，敬请各位老师和读者多提宝贵意见，以期日臻完善、提高。

《人际沟通》编委会
2015 年 4 月

目　录

第一章　人际沟通基础

　　沟通，是人与人之间建立联系、交流信息的一种能力，是一种需要后天培养和学习的交际方式。人自从出生，便有了与他人的交流，也就是人际沟通。一个人的成长与发展都是在人际沟通的过程中完成的，没有人际之间的沟通交流，就没有今天的人类社会。古有"结绳记事""鸿雁传书"，今有"E－mail""Facebook"，人类用自己的智慧创新着沟通，实践着沟通，享受着沟通。人际沟通是一门复杂且重要的学问，它是人际交往的起点，是建立人际关系的基础，是人与人之间通向彼此心灵的桥梁。护士了解沟通的基本理论，掌握沟通的基本技巧，无疑掌握了人与人之间心灵相通的密码。

第一节　沟通概述

　　有人类的地方，就有沟通。研究报道，智力、专业技术和经验只占成功因素的25％，而良好的人际沟通却占75％。提升我们的沟通品质，有助于和谐友爱世界的建设，有助于我们自身的成长和事业的发展。

一、沟通的概念

　　沟通（communication）是人与人之间、人与群体之间思想与感情的传递和反馈的过程，以求思想达成一致和感情的通畅。沟通原指挖沟使两水相通，出自《左传·哀公九年》："秋，吴城邗沟，通江淮。"沟通后引申为使彼此相通、连通。《大英百科全书》对"沟通"一词的解释："用任何方法，彼此交换信息。"《哥伦比亚百科全书》解释沟通是"思想及信息的传递"。美国学者布农认为，沟通是"将观念或思想由一个人传递给另一个人的过程，或者是一个人自身内的传递，其目的是使接受沟通的人获得思想上的了解"。英国学者丹尼斯·奎尔，认为沟通是"人或团体主要通过符号向其他个人或团体传递信息、观念、态度或情感的过程"。目前学者的主要观点包括：①沟通是信息的传递、共享；②沟通是有意图地施加影响；③沟通是一个互动过程，需双向、反馈和理解；④沟通强调准确的传达和理解信息的含义；⑤沟通是社会关系的体现。

二、沟通的基本过程

沟通是信息传递和反馈的过程，此过程中至少存在信息发送者和信息接收者。其中，沟通的载体是沟通渠道。沟通双方通过编码和解码对信息进行加工，最终信息接收者进行反馈，实现信息的双向沟通。

1. 发送者　即信息的发送者或信息的来源。

2. 编码　它表达的是沟通主体的观念、意愿、需要和消息等内容经过加工，转化为可以传递的某种信号形式。即发送信息者将要传送的意义信息符号化，编成一定的语言文字符号或表情、动作等。在编码之前，发送信息者先将自己的想法进行整理，在此基础上找到恰当的表达形式。信息编码的方式受信息发出者个人的教育程度、价值观念、文化背景、抽象推理能力等因素的影响。

3. 通道　信息传递的渠道或媒介物。这些通道又兼有信息载体的作用。声、光、电、人、报刊、书籍、电视、电影、文件等都是信息传递的通道。如沟通渠道选择不当，或沟通渠道超载，都可能导致信息传递中断或失真。有效的沟通离不开可靠的信息传递渠道。一般说来，在沟通交流中，信息发送者在传递信息时使用的途径越多，对方越能更好、更多、更快地理解这些信息。

4. 解码　信息接收者收到经过编码后的信息，必须将其中包含的符号翻译成接收者可以理解的形式，即对信息的解码。

5. 接收者　信息最终要传递到的接受对象，是信息的使用者。从沟通渠道传来的信息，需要经过信息接收者接收并接受之后，才能达成共同的理解。信息的收受实际上包括了接收、解码和理解三个步骤。首先，信息收受者必须处于接收状态，其次是将收到的信息符号解码，就是把符号的信息还原为意义信息，译为可理解的内容，然后用自己的思维方式去理解这一思想。只有当信息接收者对信息的理解与信息发送者传递出的信息的含义相同或近似时，才可能产生有效的沟通。当信息接收者错误地解释了信息发送者所发出的信息时，将会产生无效的沟通。

6. 反馈　指信息接收者对信息的反应结果又回到信息发送者的过程。反馈构成了信息的双向沟通。信息发出后必然会引起接收者的某种改变（反应），包括生理的、心理的、思想或行为的改变等。不管这种改变多么微小，有时甚至从表面上看不出来（如某些心理反应等），但反应和改变是客观存在的，这些反应和改变又会成为新的信息，返回给信息的发送者，此时发出反馈的沟通者便从信息接收者的角色转变为信息发送者。在人际沟通中，只有通过反馈，信息发送者才能最终确认和判断信息传递是否有效；只有当发出的信息与接收的信息相同时，沟通才是有效的。

因此，我们将信息沟通过程陈述如下：信息源首先将要传递的信息转化为某种可传递的信号形式（编码），通过媒介物（沟通渠道）传递至接收者，由接收者对收到的信号进行翻译、解释（解码），最终被接收者理解、接受，沟通的最后一个环节是反馈，通过反馈把信息返回给发送者，并对信息是否被理解进行核实（图1-1）。

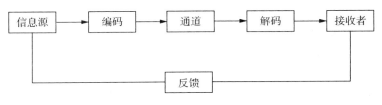

图 1 - 1 沟通基本过程模式图

第二节 人际沟通概述

只因有了沟通，再远的距离人也能相识，再厚的阻隔心也能相知。人际沟通的重要性，无论如何强调都不过分。让我们从以下几个方面对人际沟通进行了解。

一、人际沟通的概念

人际沟通（interpersonal communication）是人们运用语言和非语言符号系统进行信息交流的过程。即人们运用语言、表情、文字、通信手段等沟通方式在事实、思想、意见、情感等信息方面进行的交流，以达到人与人之间对信息的共同理解和认识，取得相互之间的了解和信任，形成良好的人际关系，从而实现对行为的调控。

人际沟通是沟通双方在一段时间内进行的一系列行为，人际沟通的进行必有其意义。无论是学校里同学之间几分钟的谈话，还是护士与患者之间几句看似闲聊的交谈，以及旅途中陌生人之间的问候，都有其意义。人际沟通的意义主要表现在以下方面：①人际沟通的内容，指人际沟通的过程中所传达出来的信息，即要沟通什么；②人际沟通的意图，是指进行人际沟通的人为什么要进行沟通；③沟通的意义是由沟通的双方共同决定的，人际沟通是一种双向的、互动的信息传递和反馈过程。

> 一个人不和别人打交道，不是一个神就是一个兽。
>
> ——亚里士多德

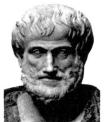

二、人际沟通的功能

人际沟通有其特定的意义，且与我们生活的方方面面息息相关，具有重要功能，包括：

（一）生理功能

1954 年加拿大麦克吉尔大学的心理学家曾经做过"感觉剥夺"试验，他将自愿的被试者关在一个杜绝光线、声音的实验室里，身体的各个部位也被包裹起来，尽可能地减少触觉体验。试验期间，除给被试者以必要的食物外，不允许其获得其他任何刺激。结果仅仅 3 天，人的整体身心就出现了严重的障碍。研究结果表明：大脑的发育，人的成长、成熟是建立在与外界环境广泛接触的基础之上的，缺乏沟通甚至会危及生命。人类必须与外界环境保持相互作用，必须接受外界的各种刺激，并对各种刺激做出反应，才能维持正常的生命活动。

（二）心理功能

人际沟通能够满足我们的人际交往需求，并提供了解自己的途径。

1. 人际沟通能满足我们人际交往的需求　一个人从出生开始，便在学习人际沟通。开始是学习知道什么与自己有关，什么和自己无关，这也是非常重要的经验。之后，在和周围的人相处的过程中，尤其是在与父母、同学、伙伴、老师等的相处中，逐渐学习如何协调人际关系，并将人际交往作为基本需求。

人具有社会属性，有人际沟通的需求，我们需要和他人进行沟通，就像需要水和空气一样。如果失去和他人接触的机会，很多人会变得心理失调。在日常的生活中，我们习惯用一定的时间去和他人交流，哪怕是谈论一些无关紧要的琐事，也会觉得愉快，因为这样的交谈满足了我们和他人进行沟通的需要。

2. 人际沟通能帮助我们了解自我和肯定自我　人们还有一种需要，就是希望知道自己的观点正确与否，以及对自己的能力强弱做出评价。但是在很多时候，并不存在那种赖以判断和评价自己的客观标准和手段，这时人们便将自己的观点、能力以及其他方面与他人进行比较，产生对自我的评价。与他人比较成为一种强大的内驱力，驱使自己去行动。比如，我们想知道自己的学术水平如何，便会和与自己在性别、年龄上相似的人进行比较。人们在进行自我评价时，还希望听到他人对自己的评价，以增加自我评价的客观性。通过与患者的沟通，护士可以了解护理措施的有效性；通过患者的反馈和同事的评价，护士可以了解自己工作的情况；通过与同行进行学术交流，护士可以了解自己的学术水平。

（三）社会功能

每个人都生活在群体之中，群体的品质滋养着个人的成长，群体也给人以智慧和力量。在人才发展的过程中，群体的风尚和鼓励犹如水和空气一样重要，为人才的成长创造良好的环境。我们通过人际沟通，发展与他人之间的关系；在人际沟通的过程中了解他人，也被别人了解。例如，通过和某人的交流，我们会决定和此人保持怎样的关系：是仅仅限于认识，还是继续发展，或者觉得这人可以成为我们良师益友。另一方面，无论我们和谁，保持了怎样的关系，这种关系都不是一成不变的，因为我们同时还通过人际沟通，使已经形成的关系得以维持和发展。所以，人际沟通具有其社会功能。

（四）决策功能

在日常的生活和工作中，有许多时候是需要我们做出决策的。这些决策，有些是我们自己思考的结果，而有些是在和他人讨论、沟通后做出的。由此可见，人际沟通具有决策的功能。各种决策一方面依靠自己的判断能力，另一方面，决策水平的高低往往取决于对相关信息的掌握程度。而沟通满足了决策过程中的两个功能：一是促进信息交换，我们通过和他人的交流而获得资讯，从而利于我们进行有效的决策；二是影响他人并受他人影响。例如：说服父母参加一次庆祝活动，同意单位的安排，去从事一定的工作，都是人际沟通在决策过程中具有影响功能的表现。通过各种渠道收集信息，在与人交往中获得启发与帮助是决策的正确途径。

知识拓展

　　1998 年 1 月，美国高等护理教育学会（American Association of Colleges of Nursing，AACN）修订了"护理专业高等教育标准"，目的是定义护理本科生毕业时应具备的基本知识、价值观和专业行为，其中将沟通能力定义为护理专业教育中的核心能力之一。"护理专业高等教育标准"指出：沟通是复杂的、持续的互动过程，是建立人际关系的基础，课程和临床实践应使学生获得相关的知识和技能，并做到：

1. 在各种场合用各种媒介有效表达自己。
2. 在评估、实施、评价、健康教育中表现出沟通的技能。
3. 帮助患者获得和解释健康知识的意义和效果。
4. 与其他专业人员建立和保持有效的工作关系。
5. 对有特殊需求的患者运用不同的沟通方法，如感觉或心理障碍者。
6. 具有清晰、准确、逻辑化的书写能力。
7. 在护患关系中能运用治疗性沟通。
8. 能运用多种沟通技巧与不同人群恰当、准确、有效地沟通。
9. 能从广泛的资源中获取和运用数据与信息。
10. 能为患者提供咨询和讲解相关的、敏感的健康教育信息。
11. 彻底、准确地将护理措施和结果存档。
12. 引导患者澄清喜好和价值观。

　　护理教育中人际沟通能力培养的核心是护患沟通能力，亦包括工作关系的沟通能力和现代信息资源的运用能力等。

三、人际沟通的方式

（一）按照信息交流方式，可将沟通分为语言沟通和非语言沟通

1. 语言沟通　主要包含以下三种沟通方式：

（1）口头沟通：指用语言直接或通过第三人口头转达信息的沟通方式，是最常用

的信息传递方式，如会谈、电话、小组讨论、会议等。口头沟通的优点是比较灵活、简便易行、快速高效，并可在最短的时间内得到对方的反馈，还可以用表情、手势等加深沟通的要点，但它只适用于少数人之间的沟通，且沟通后保留的信息较少。

（2）书面沟通：包括信函、出版物、传真、平面广告、浏览网页、电子邮件、即时通信、备忘录、报告和报表等任何传递书面文字或符号的手段。书面沟通能长期保存信息，可以随时查看，反复阅读，有形且可以核实。对于复杂或长期的沟通来说，这一点尤为重要。同时，书面沟通还可以使人更缜密地思考。书面的形式往往会更为严谨、逻辑性强，且条理清楚。书面沟通虽然更为精确，但是它耗费时间，同时信息接受者对信息的接受与反馈速度相对较慢。

（3）电子媒介：信息时代，我们依赖于各种复杂的电子媒介传递信息，如传真、电视、计算机网络和电子邮件等。此种方式优点是信息容量大、传递速度快，一份信息可同时传递给多人。

以上三种方式是多用词语符号实现的沟通，即语言沟通。语言沟通是一种准确、有效、运用最广泛的信息沟通形式。语言沟通过程可以超越时间和空间的限制，人们可以通过文字记载来研究历史，也可以将当代人的成就传给后人。借助于传播媒介，一个人的思想、知识可实现共享。

2. 非语言沟通　指借助于声、光信号、姿势、动作、表情、服饰、体触、空间距离等非语言符号实现的沟通。刺耳的警笛、十字路口的交通信号灯、患者期盼的眼神、一个人的穿着打扮都传递着某种信息。在非语言沟通中，最常用的是体态语言和语调，体态语言包括手势、面部表情和其他身体动作，语调指说话的声调，轻柔、平缓的语调和刺耳尖锐的语调传递的意义完全不同。在沟通行为中，非语言沟通和语言沟通常常一起进行，相辅相成。

（二）按照组织系统，可将沟通分为正式沟通和非正式沟通

1. 正式沟通　是指按照组织结构所规定的路线和程序进行的信息传递与交流，一般的将官方、有组织或书面的沟通视为正式沟通，如组织内部的文件传达、汇报制度等。它具有精确、内敛、技术性和逻辑性强、内容集中、有条理、信息量大、概括性强、重点突出、力度大等特点。沟通越正式，对内容的精准性和对听众定位的准确性要求就越高。但是正式沟通往往比较刻板，沟通速度很慢，层层传递之后存在着信息失真的可能。

2. 非正式沟通　是指运用组织结构以外的渠道所进行的信息传递与交流。一般来说，随意、口头或即兴的沟通被视为非正式沟通，如员工私下交谈，朋友聚会时的议论以及小道消息等。非正式沟通具有传递迅速、交互性强、反馈直接、有创造力、开放、灵活等特点。其缺点是沟通难以控制，传递信息不确切，容易失真，而且还有可能导致小集团、小圈子的滋生，影响组织的凝聚力和向心力。

在现实生活中，这两种沟通渠道是相辅相成的，而不是对立的。

（三）按照是否进行反馈，可将沟通分为单向沟通与双向沟通

1. 单向沟通　指没有反馈的信息沟通，如做报告、讲课、演讲、下指令等。其特点是接收者面广，信息传递速度快，但不能及时获得反馈，有时容易使接收者产生抗拒心理。在工作任务紧迫、领导部门下达命令或传达上级指示时，多用此种形式。

2. 双向沟通　是沟通双方同时互为传递者和接收者，如谈心、讨论、病史采集、健康指导等。由于双方间的信息可以相互反馈矫正，故而较为准确可靠，且有利于联络感情，增强信息接收者的信心。其缺点是信息传递速度较慢。它较适用于以下情况：时间充裕，但问题棘手；下属对方案的接受程度至关重要时；下属能提供有价值的信息和建议；上级能建设性地处理负反馈。

（四）按照信息流动的方向，沟通分为上行沟通、下行沟通与平行沟通

1. 上行沟通　是自下而上的沟通，下级向上级反映情况的沟通，即"下情上传"，具有非命令性、民主性、主动性和积极性等特点。在上行沟通中，"下"是主体。积极的向上沟通可以提供员工参与管理的机会，减少员工因不能理解下达的信息而造成的失误，营造开放式的氛围，提高工作的创新能力，缓解工作压力。

2. 下行沟通　是一种自上而下的沟通，是上级把政策、目标、制度、计划等向下传达的沟通，即"上情下达"，具有指令性、法定性、权威性和强迫性等特点。在下行沟通中，"上"是主体。要想沟通顺畅，上司要降低自己的姿态，不要一副高高在上的样子，使下属畏惧，产生不愿意沟通的情绪。

3. 平行沟通　又称桥式沟通，是指组织或群体中的同级机构和成员间的横向沟通。平行沟通的目的是交换意见，以求心意相通。这种沟通的功能在于可以调整组织成员之间的关系，增进相互间的合作和友谊。

（五）按照沟通的意识性是否明确，可将沟通分为有意沟通与无意沟通

1. 有意沟通　在大多数情况下，沟通都具有一定的目的，这种沟通是有意沟通。有意沟通容易理解。每一个沟通者，对自己沟通的目的都会有所意识。通常的谈话、心理护理、了解病情、打电话、写信、讲课，甚至闲聊，都是有意沟通。表面上看，闲聊好像没目的，实际上闲聊本身就是目的，通过闲聊可以排解孤独感或释放压力。

2. 无意沟通　在与别人进行信息交流时，并没有意识到沟通的发生，在这种情况下，是无意沟通。如护士白天去巡视病房，发现患者睡着了，护士会不自觉地放轻脚步，压低说话的声音。由此可见，无意沟通不仅是经常发生，且广泛程度也远远超出我们的想象。

四、人际沟通的层次

人际互动中，由于交往关系的不同以及沟通目的不同，其沟通的内容和分享的感觉也不尽相同，人际沟通就存在不同的层次。心理学家 Powell 将沟通由低到高划分为五个

层次，随着人际间相互信任程度的增加，沟通层次逐渐升高，沟通的信息量也逐渐加大（图 1 – 2）。

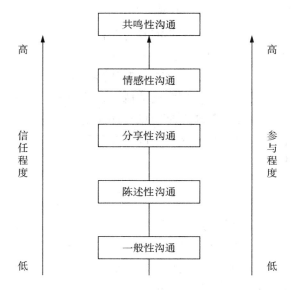

图 1 – 2　人际沟通层次模式图

1. 一般性沟通　是指一般性社交应酬的起始语，是最低层次的沟通。沟通双方表达一些寒暄的话语，如"你好""今天天气真好"等。一般性沟通是当沟通双方的关系比较陌生、不密切时所采用的沟通方式，在短时间内运用，有助于打开局面和建立友好的关系。然而，这种沟通的参与程度最差，如果人们不想使相互间的交往向纵深发展，沟通可以只停留在此层次，但要进行一次有目的的交谈，沟通内容则不宜只局限于问候，而应进入深一层次的交流。因此，护患之间如果长期停留在这个沟通层次，将不利于二者之间的深入交流。

2. 陈述性沟通　是指报告客观的事实，不参与个人意见或牵涉人与人之间关系的沟通。在交谈双方未建立信任感时，一般只陈述事实，不发表意见，防止产生误解和引起麻烦。在进行这一层次沟通时，护理人员要使用开放式的交谈技巧，鼓励患者叙述，勿轻易打断患者对事实的陈述。在此层次沟通，要注意语言表达准确、清晰，力求信息发出和接收的准确性。

3. 分享性沟通　是指双方已经建立了一定的信任感，可以互相谈论自己的看法和交流意见的沟通。在此层次上，双方各自对问题提出意见，并希望与对方分享，能引起共鸣或得到对方的认可。护患之间，作为帮助者的护理人员应注意不能流露反感或嘲笑的意思，以免影响患者的信任和继续谈出自己的看法，而又退回第二层次做陈述性沟通。

4. 情感性沟通　是指双方相互信任，彼此无戒心，在有了安全感时进行的沟通。人们会愿意说出自己的想法和对各种事件的反应，彼此交流感情和分享感受。当一个人开始向你表达情感时，实际上是在向你展示他信任你，而且他与你所建立起来的关系已经达到了一定的深度。为了给患者创造一个适合的感情环境，护理人员应做到坦率、热情和正确地理解患者，帮助其建立信任感和安全感。

知识拓展

　　俞伯牙，春秋战国时期晋国的上大夫，善音律。月夜俞伯牙在龟山汉江边鼓琴抒怀，山上的樵夫钟子期驻足品赏。伯牙想，一个樵夫，怎么会听懂我的琴呢？于是问道："你可懂我的曲子？"钟子期笑曰："先生弹的是孔子赞叹弟子颜回的曲谱，只可惜，您弹到第四句的时候，琴弦断了。"俞伯牙不禁大喜，忙邀请他上船细谈。子期看到俞伯牙弹的琴，便说："这是瑶琴！相传是伏羲氏造。"接着俞伯牙又弹了几曲，当他弹奏的琴声雄壮高亢时，子期曰："这琴声表达了高山的雄伟气势。"当琴声变得清新流畅时，子期曰："这琴声表达的是无尽的流水。"二人相见恨晚，视为知己。几年后，伯牙又路过龟山，得知子期已经病故，悲痛不已，破琴绝弦，终身不复鼓琴。有诗赞美曰：摔碎瑶琴凤尾寒，子期不在与谁弹？春风满面皆朋友，欲觅知音难上难。

　　5. **共鸣性沟通**　是一种短暂的、互动双方达到完全一致、高度和谐的感觉。推心置腹的谈话，就是心灵的展示。达到了这种沟通层次，有时沟通双方不需要任何语言就能够完全理解对方的体验和感觉，也能理解对方希望表达的含义。这是沟通双方分享感觉程度最高的层次，也是沟通交流所达到的最理想的境界。

　　由以上可以看出，这五种沟通层次的主要差别在于一个人希望把他真实感觉与别人分享的程度，其基础是彼此的信任程度。在护患交往中，沟通的各种层次都可能出现，在不同情况下，达到不同层次的沟通。在与患者沟通的过程中，护理人员应让对方自如地选择他所希望采取的交流方式，不要强求进入更高层次的沟通。护理人员本人要经常评估自己与患者或周围人的沟通层次，是否与所有的人都只能进行一般性的交谈，有无因为自己的语言行为不妥而使患者不愿意与自己进行高层次交流的情况。

第三节　人际沟通的影响因素

　　人际沟通是一个复杂的过程，如何进行有效的人际沟通，使你的意见和想法适当地与别人分享，受到人际沟通过程中诸多因素的影响。

一、环境因素

　　人际沟通的环境是指人际沟通过程所处的环境，主要包括物理环境和社会环境。

（一）物理环境

　　沟通环境的物理环境是沟通的场所，主要包括环境的安静度、舒适度、沟通者之间的身体距离等因素。

1. 安静度　安静的环境是保障口语沟通信息有效传递的必备条件，若环境中有许多噪声，如各种喧哗声、电话铃声、门窗开关的碰击声、邻室的音响声、机器的轰鸣声，以及与沟通无关的谈笑声等都会影响沟通的有效进行，当沟通一方发出信息后，可能会因噪声干扰而失真，造成另一方无法接受信息或误解信息含义，出现沟通困难。环境的安静度直接影响沟通效果。如在幽雅的咖啡厅和嘈杂的商场内进行的谈话，即使内容相似，也会有不同的意义。在护理工作中，护患进行沟通交流前，一定要排除噪声源，创造一个安静的环境，以增强沟通的效果。

知识拓展

人际沟通中的信息失真

　　人际沟通的基本要求是要保持信息在沟通过程中的真实性。在信息传递的过程中，由于信息接受者的加工和转换，容易使沟通前后的信息不完全一样，如果这种信息表现在信息的表达方式上，不影响沟通功能和效果，不叫信息失真，如果这种不一样表现在信息的含义上，导致沟通功能和结果受影响，就称为信息失真。信息失真表现为添加、省略和改变三方面，有人做过这样一个实验，让被试者观察 A 图形 15 秒，隔 5 分钟后，根据回忆画出 B 图形，然后传给另一个被试者，观察 15 秒，隔 5 分钟画出的 C 图形，就和原来的 A 图形差异较大。同样，口头语言传递发生的信息失真在群体中也比较常见。

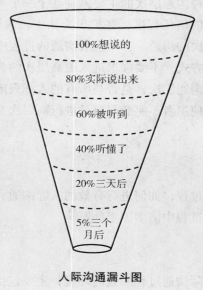

100%想说的

80%实际说出来

60%被听到

40%听懂了

20%三天后

5%三个月后

人际沟通漏斗图

2. 舒适度　沟通场所应带给人生理及心理上舒服安逸的感觉。沟通环境的光线、温度、气味等也能影响沟通的效果。温馨优雅的环境布置，可使沟通者精神放松，心情愉快，有利于交谈；交谈环境光线昏暗，沟通者看不清对方的表情，且室温过高或过低及存在难闻的气味等，会使沟通者精神涣散，注意力不集中，不利于交谈；简单庄重的环境布置和氛围，有利于集中精神，可进行正式而严肃的会谈，但也容易使沟通者感到紧张和压抑。

3. 相距度　沟通者之间的身体距离，显示了他们的人际距离，因而也就影响着沟通层次。心理学家研究发现，随着沟通过程中所保持的距离不同，沟通也会有不同的气氛背景。在较近距离内进行沟通，容易造成融洽、合作的气氛。而当沟通的距离较大时，则容易形成敌对或相互攻击的气氛。适宜的人际距离有利于护患沟通。

4. 私密性　凡沟通内容涉及个人隐私时，若有其他无关人员在场，缺乏隐私条件，便会干扰沟通。因此，护理人员在与患者沟通时，要考虑环境的隐秘性是否良好，条件允许时，最好选择无人打扰的房间，如果在公共场所，就要压低声音，注意保护交流内容的私密性。

（二）社会环境

沟通发生在不同关系的成员之间，也会有不同的意义。因为，沟通的意义会因所处社会环境的不同而有所差异。影响人际沟通的社会环境因素指文化因素和背景因素。

1. 文化因素　文化包括知识、信仰、习俗、价值观、个人习惯和生活规范等，它规定和调节着人们的行为。不同种族、民族、地域、职业和社会阶层的人往往形成特有的文化背景。在人际沟通的过程中，文化的影响常常经由习俗、行为表现出来。例如，中国女孩和美国女孩在进行人际交往时会有不同的表现。想约会男孩时，东方女孩更习惯含蓄的表达，而西方女孩则会倾向于直接告白，因为她们文化中的沟通原则是不同的。为此，护理人员必须尊重并接受患者的不同文化。

2. 背景因素　出现在沟通环境中的设施、人物、事件和关系，任何形式的沟通都会受到各种环境背景的影响。如办公室里，公司职员正在自由交谈，突然发现董事长在旁边，就会马上改变交谈的内容和方式，因此，在某种意义上与其讲沟通由沟通者自己把握，不如说沟通由背景因素控制。

二、个人因素

参与者是人际沟通过程中最为重要的主体，个人的差异影响他们的沟通。

（一）心理因素

人的个性心理特征和个性心理过程有很大的不同，在日常生活中，沟通活动也常常受到人的认知、性格、情感、情绪等多种心理因素的影响，心理因素不良甚至会导致沟通障碍。

1. 性格　一位性格内向的人在和外向的人相处时，会有些困难，因为他们在沟通方式、内容上都会有差异。同样，那些充满自信心、易于坚持己见的人，面对缺乏自信心的人，可能因被认为傲慢而影响沟通的进行。

2. 情绪　轻松愉快的正性情绪能增强一个人的沟通兴趣和能力；而生气、焦虑、烦躁等负性情绪可干扰一个人传递或接收信息的本能。如当沟通者处于愤怒、激动的状态时，对某些信息易出现过度（超过应有限度）反应，甚至误解的现象；当沟通者处于悲痛、伤感的状态时，对某些信息出现淡漠、迟钝（达不到应有的限度）的反应，同样也会影响沟通。因此作为一名护理人员应有敏锐的观察力，及时发现隐藏在患者内心深处的情感；同时也要学会控制自己的情绪，以确保自己的情绪不妨碍有效的沟通。

（二）生理因素

沟通者的身体生理状况会直接影响人际沟通，如永久性的生理缺陷、暂时性的生理不适、年龄、性别等都会影响沟通。当患者存在疼痛、饥饿、疲劳等生理不适时，患者最想得到满足的是生理上的需要，如果这些需要不能得到解决，护患很难进行有效的沟通。男性和女性在人际沟通中存在较大区别：女性善于言谈，善于表现自己，注重细节，喜欢讨论与人相关的问题的话题；男性在交流中表现得直接，更注重事件本身。

（三）社会经历

人的社会经验影响沟通的进行。出生在不同家庭，经历过不同的教育，有过不同的关于友谊、爱的经历的人，对人际沟通会有不同的理解。

（四）语言因素

语言是极其复杂的沟通工具，运用语言应该准确、恰当、注意语言沟通技巧。护理人员应重视自己的语言表达技巧，因为护理人员的语言，既可以减轻或消除患者的病痛，也可以引起或加重患者的疾病。

（五）信息因素

信息的内容影响沟通效果。与个人利害相关的事情较无关痛痒之事易沟通；有前因后果的事比孤立事件易沟通。所传递的信息和个人隶属群体的价值观相一致时，沟通效果好。通常情况下，人们对人的问题有兴趣，其次是事，再次是理论。信息的真实性对沟通也非常重要。

三、其他因素

（一）媒介的因素

选择恰当的沟通媒介有利于人际沟通，如当老师对学生的行为表示不赞同时，应用不同的媒介进行沟通（如课上公开批评或私下谈心），对学生产生的影响不同，形成的沟通效果亦不相同。

（二）组织因素

组织因素可分以下两种：

1. 传递层次因素　信息传递的层次越多，其失真的可能性就越大。如"深井现象"，机构越庞大，中间层次越繁多，信息传递和反馈的速度就越慢，于是就越容易出现最高决策层的指令贯彻下来信息走样或力度不足。减少组织层次，减少信息传递环节，是保证沟通内容准确无误的有效措施。

2. 传递途径因素　在传统的组织结构中，信息传递基本上是单向的，机构安排很少考虑由下往上反映情况、提建议、商讨问题等沟通途径，常常出现信息不全面、不准确，下级对上级的决策不理解或不感兴趣。因此，应从多方面增加沟通途径，使沟通渠道畅通无阻。

复习思考题

一、课后思考

1. 沟通的基本过程是什么？
2. 人际沟通的概念是什么？人际沟通的层次有哪些？
3. 人际沟通的影响因素有哪些？

二、案例思考

儿子眼中的爸爸

7 岁："爸爸真了不起，什么都懂！"

14 岁："爸爸有时候说得也不对……"

20 岁："爸爸有点落伍了，他的理论和时代格格不入。"

25 岁："老头子一无所知。"

35 岁："如果爸爸当年像我这样老练，今天肯定是个富翁。"

45 岁："我不知是否该和老头子商量商量，或许他能帮我出主意。"

55 岁："真可惜，爸爸去世了。说实在话，他的看法相当高明。"

60 岁："可怜的爸爸，你简直无所不知，遗憾的是我了解你太晚了。"

问题：为什么儿子眼中的爸爸在不断变化？

三、阅读思考

按照下列要求，对沟通水平进行自我测试，判定自己是否善于沟通。

请你对以下 20 个问题迅速判定，根据实际情况，在五个等级中选择相应的分值："总是"1 分，"经常"2 分，"不确定"3 分，"偶尔"4 分，"从不"5 分，在括号内填入。

（1）能自如地用语言表达情感。……………………………………（　　）

（2）能自如地用非语言表达情感。…………………………………（　　）

（3）在表达情感时，能选择准确恰当的词语。……………………（　）

（4）他人能准确地理解自己使用语言和非语言所要表达的意思。………（　）

（5）能很好地识别他人的情感。……………………………………（　）

（6）能在一位封闭的朋友面前轻松自如地谈论自己的情况。………（　）

（7）对他人寄予深厚的情感。………………………………………（　）

（8）他人对自己寄予深厚的情感。…………………………………（　）

（9）不会盲目地暴露自己的秘密。…………………………………（　）

（10）能与自己观念不同的人沟通情感。……………………………（　）

（11）持有不同观念的人愿意与自己沟通情感。……………………（　）

（12）他人乐于对自己诉说不幸。……………………………………（　）

（13）不会轻易地评价他人。…………………………………………（　）

（14）明白自己在沟通中的不良习惯。………………………………（　）

（15）与人讨论，善于倾听他人的意见，且不强加于人。…………（　）

（16）与人争执，但能克制自己。……………………………………（　）

（17）能通过工作来排遣自己的心烦意乱。…………………………（　）

（18）面对他人请教问题，能告诉他该做什么。……………………（　）

（19）对某件事持异议，能说出这件事的后果。……………………（　）

（20）乐于公开自己的新观念、新技术。……………………………（　）

说明：得分越低，说明沟通能力越强；得分越高，沟通能力则越弱。总得分在 25 分以下，说明具有较好沟通能力。

第二章　人际关系的建立

19 世纪，护理专业的创始人南丁格尔提出，护理学既是一门科学，又是一门艺术。护理专业的本质是对人们的健康进行关怀与维护。在竞争激烈的现代社会，护理人员除了需要掌握基础的护理知识外，还需要加强人文知识的学习与实践，提高自身的沟通能力，处理好工作中的人际关系，协调工作中的人际冲突，只有这样方可在竞争中立于不败之地。

第一节　人际关系概述

人际关系是与人类起源同步发生的一种极其古老的社会现象，是人类社会中最常见、最普遍的一种关系，并贯穿于人类社会历史演变过程的始终。在竞争日益激烈的现代社会，良好的人际关系是个人生存和发展的必备能力之一。

一、人际关系的概念

（一）何谓人际关系

人际关系是指人们在社会生活中，通过相互认知、情感互动和交往行为所形成和发展起来的人与人之间的相互关系。人际关系的本质是人与人之间通过交往与相互作用而形成的直接的心理关系，它反映了个体或群体满足其社会需要的心理状态，它的发展变化取决于双方对社会需要满足的程度。

我们可以从四个层面来分析和理解人际关系。首先，人际关系作为个人心理过程的微观层面，是指个体间人与人的"相互作用"；其次，人际关系作为社会关系的层面，是一种交往的需要；第三，人际关系作为信息传递的层面，是一种"沟通"或"人际传播"的过程；第四，人际关系作为文化的精神层面，从深层次反映了人的文化积淀。总而言之，人际关系既是一种物质关系，也是一种精神关系，它表现的是一种人与人之间的心理关系与距离。

（二）从不同视角看人际关系

1. 从心理学角度看人际关系　从心理学的角度来看，人与人交往的本身是为了交流有关认识性、情绪性、评价性的信息而相互作用的过程，交往双方在这一过程中实现对观念、思想、兴趣、心境、情感、性格等的相互影响和交流。人的交往活动具有情绪互动的功能，在人的需要结构中，交往与归属的需要是重要的组成部分。

2. 从社会学角度看人际关系 剖析人际关系的内涵，需要从社会学角度理解社会群体。社会群体是社会赖以运行的基本结构之一。正如我国古代思想家荀子所言，"人生不能无群，群而无分则争，争则乱，乱则离，离则弱，弱则不能胜物"。社会群体大大增加了人类的力量，也使人类与动物之间有了根本的区别。因此，从社会学角度看，协调人际关系绝不是少数人的动机，而是人生必备的本能，是作为社会人的一种共性。人作为一种高级动物，除了共有的自然属性之外，还具有独特的社会属性，这正是人们需要人际关系的根源所在。社会就像一副巨大的棋盘，而我们每个人就是棋盘中的一个棋子，棋子有角色定位，下棋有游戏规则，社会向每个人提出了各种各样的行为要求，这些要求带有一定的强制性、约束性和导向性。所以说，人际关系其实也可以表现为一种秩序状态。积极、合理、健康的人际关系正是一种建立在社会规范和个体合理定位基础之上的有序的社会关系。

3. 从传播学角度看人际关系 任何人际关系都是通过人际交往实现的，而人际交往的一个重要组成部分就是人际传播。由于个人所处的社会环境十分复杂，每当与他人打交道时，都需要了解对方的各种信息，并通过传播努力实现各自利益的相互关系。因此，传播学中的人际传播和社会心理学中的人际交往是同一事物在不同学科内的审视。

4. 从文化学角度看人际关系 不同文化群体的不同思维方式、价值观念、民族心理、传统习俗和审美趣味，都会在人际交往的过程中以及处理人际关系的方式中表现出来。我们甚至可以这样形象地去理解人际关系：它就是一张以文化为道路而铺就的城市交通网，人们只有熟悉各条道路上的基本情况，或者能读懂路旁的各种指示牌，才能最终到达目的地。因为不同的文化影响并制约着不同的社会行为，因而形成不同的人际交往行为方式，产生不同的人际关系，所以说，人际关系其实就是一张以文化为纽带的社会交往关系网。

综上所述，我们可以对人际关系有一个更为全面的理解："人际关系"是一个比较抽象的名词，它给我们的是一种较为宽泛、难以把握的感觉，这不仅体现了人际关系的复杂性，同时也说明，要真正理解人际关系，不能只注意事物的表面，还必须透过现象看本质。运用马克思主义关于分析人的本质的理论，我们可以得出这样的结论：人际关系的本质在于它是组织、集体、社会的构成要素，并以此促进社会个体的成熟与完善。作为一种社会关系，人际关系与心理因素、文化因素、道德因素、传播因素等都有着难以割舍的联系，这就使得它与其他社会关系有着诸多不同，其中最根本的不同点在于，人际关系具有非常鲜明的个性化特征，人际关系在很大程度上取决于个性心理和情感的发展水平，取决于个人的社会化程度。

（三）人际关系的类型

人际关系的类型可以从多种角度来划分：

1. 按结成人际关系的主体划分 可分为个人与个人的关系（这是全部人际关系的

起点，是社会中最简单、最基本的关系）；个人与群体的关系；群体与群体的关系（这更集中地体现了人际关系的基本倾向）。

2. 按交往的密切程度划分　可分为初级关系与次级关系，亦称首属关系与次属关系。前者指的是建立在情感基础上的人际关系，它反映了人与人之间广泛、直接、深入的交往，如夫妻关系、朋友关系等。而后者则是以事缘为基础的人际关系，如同行关系、上下级关系等。

3. 按人际关系矛盾的性质划分　可分为对抗性关系和非对抗性关系。前者指的是交往双方的根本利益不一致、发展方向完全相反，如剥削与被剥削关系。而后者指的是交往双方在根本利益上是一致的，发展方向也大致相同，但在局部或眼前利益方面存在不一致之处，如相同群体内部各成员间的关系。

4. 按人际交往的方向与选择划分　可分为垂直关系与水平关系。中国古代社会的君臣、父子、夫妻之间的关系主要是垂直关系；现代社会的夫妻之间、兄弟之间主要是水平关系。与现代社会不同的是，中国社会传统的价值观更注重垂直关系而轻视水平关系。

5. 按人际关系规范化程度划分　可分为正式关系与非正式关系。前者指的是已经制度化、比较稳定、有一定程序、受一定原则制约的关系，如组织关系、婚姻关系等。后者指未制度化、没有固定模式、不受原则制约的关系，如恋爱关系、朋友关系等。

6. 按人际关系建立的基础划分　可分为血缘关系、地缘关系、业缘关系以及近年来出现的网缘关系。

（1）血缘关系：是指以血缘的或生理的联系为基础而形成的人际关系，是人类最早形成的人际关系。比较重要的血缘关系包括种族、氏族、宗族、家族、家庭等。不同的时代以及不同的社会制度，会使血缘关系联系的紧密程度以及表现的地位和作用不相同。在原始社会中，血缘关系是社会组织的基础，地位非常重要。而随着社会化程度的不断提高，血缘关系的地位和作用开始下降和减弱。

（2）地缘关系：是指人类社会的区位结构关系或空间与地理位置关系，即直接建立在人们空间与地理位置关系基础上的人际关系。人类要生存就必须占有一定的空间或位置，由此形成了人与人之间的地缘关系。地缘关系可以维持社会的稳定，相对稳定的地缘关系能够保障人们生产与生活的正常秩序，但同时也容易把人们约束在一个狭小的范围内，束缚人们的发展。

（3）业缘关系：是指人们以广泛的社会分工为基础而形成的复杂的社会人际关系，是随着阶级社会的产生而形成的，是在血缘与地缘关系的基础上发展起来的一种关系。在消灭了剥削制度的国家中，业缘关系已不再具有统治与剥削的意义，但业缘与职业体系束缚人们发展的现象还在一定意义上存在着。

（4）网缘关系：是一种通过网络虚拟空间建立起来的新型人际关系。它同传统的血缘关系、地缘关系和业缘关系既有密切的关系，又有很大的不同。网络交往主要是通过电子邮件、网上聊天、网络电话、电子公告、游戏娱乐和上网学习等方式进行的。网缘关系具有虚拟性、开放性、超地域性和软约束性等特征。网络交往作为一种新型的人际关系，丰富了社会关系的组成，也丰富了人们的文化生活和情感生活。网络交往的虚拟性致使它不能取代现实中的交往，因为在网络的时空里，人与人之间缺乏面对面交往时所具有的特征；交往双方也不知道对方的真实性别、年龄、种族、相貌等，因而无法从整体上感知对方，无法亲身体会与对方的关系。因此，在网络世界里，现实世界中制约着人际交往的所有物理环境、社会环境、人文环境的差别就统统消失了。

二、人际关系的基本特征

人际关系的主要特征包括社会性、复杂性、多重性、多变性和目的性。

（一）社会性

荀子曾经说过："人以群居。"人是社会的产物，社会性是人的本质属性，是人际关系的基本特征。每个人都不能离开社会而单独存在，即人们在生产劳动的过程中，除了要与自然联系，还要与不同的劳动者之间发生联系。如在人类社会早期，受条件限制，人们只能在小范围内进行交往，人际关系主要呈现其自然属性。随着社会生产力的发展和科学技术的进步，人们的活动范围不断扩大，活动频率逐步增加，活动内容日趋丰富，人际关系的社会属性也不断增强。人际关系是个体社会化的重要媒介，也是个体重要的社会支持系统。

（二）复杂性

人际关系的复杂性表现在它是由多方面因素联系起来的，且这些因素都是处在不断变化的过程中，另外人际关系还具有高度个性化和以心理活动为基础的特点。因此，在人际交往的过程中，由于人们交往的准则与目的不同，交往的结果可出现心理距离的拉近与疏远，情绪状态的积极与消极，交往过程的冲突与和谐，评价态度的满意与不满意等复杂现象。

（三）多重性

是指人际关系具有多因素和多角色的特点。如每个人在社会交往中都扮演着不同的角色，在工作时是为患者解除痛苦的护士，在家庭中是相夫教子的妻子或母亲，在与同事相处时是乐于助人的朋友，在下属面前是领导，在领导面前是下属等。在扮演各种角色的同时，又会因为物质利益或精神因素导致角色强化或减弱，这种集多角色、多因素的状况，使人际关系具有多重性的特征。

（四）多变性

人际关系的发展过程与人类社会的发展过程相似，具有不断发展变化的特性。一个人从出生开始，要经过少年、青年、成年、老年等不同的年龄阶段，在各个阶段，无论是人的身体还是人际关系都不会停滞不前，都会随着年龄、环境、条件的变化而变化。

（五）目的性

随着市场经济的推进，经济的全球化，构建人际关系的目的性会更强，更具有浓厚的投资色彩。因为在市场经济下，市场的参与者都希望实现自我利益的最大化。而与各利益主体建立良好的人际关系，就可以促成交易与合作，降低交易成本，减少交易风险。

三、人际关系的发展过程

奥尔特曼和泰勒认为，良好的人际关系的建立和发展，从交往由浅入深的角度来看，一般需要经过定向注意、情感探索、感情交流和稳定交往四个阶段（图2-1）。

（一）定向注意阶段

定向注意是指对某一交往对象有了人际感知后，感觉到对方的存在，对其产生了一定的兴趣和关注，并将其从人群中选择出来给予关注，首先从物理方面缩短双方的距离。在此阶段前，交往双方彼此陌生，互不认识，甚至彼此均未注意到对方的存在。注意阶段包括对交往对象的注意、抉择、准备初步沟通等多方面的心理活动。在熙熙攘攘的人群中，我们不可能与每个人都建立良好的人际关系，而是对人际关系的对象有着高度的选择性。通常情况下，只有那些能够激起人们兴趣的人，才会引起人们的注意，也才会被人们放在注意的中心。注意也是选择，它本身反映着某种需要倾向。比如在我们选择恋人时，与我们观念中理想的情人形象相接近的异性，更容易吸引我们的注意。与注意不同，抉择是理性的决策，而注意则是自发的，非理性的。我们究竟决定选择谁作为交往对象，并与之保持良好的人际关系，往往要经过自觉的选择过程。只有那些在我们的价值观念上具有重要意义的人，我们才会选作交往和建立人际关系的对象。初步沟通是我们在选定一定的交往对象之后，试图与这一对象建立某种联系的实际行动。目的是对别人获得一个最初步的了解，以便使自己知道是否可以与对方有更进一步的交往，从而使彼此之间人际关系的发展获得一个明确的定向。由于初步沟通实际上是试图建立更深刻关系的尝试，因此，尽管我们所暴露的有关自我的信息是最表面的，但我们仍希望在初步沟通过程中给对方留下良好的第一印象，以便使以后关系的发展获得一个积极的定向。

人际关系的定向注意阶段，其时间跨度随不同的情况而不同。邂逅而相见恨晚的人，定向注意阶段会在第一次见面时就完成。而对于可能有经常的接触机会而彼此又都有较强的自我保护倾向的人，这一阶段要经过长时间沟通才能完成。

（二）情感探索阶段

在这一阶段对选择出来的交往对象进行进一步的深入交往，接纳和内化交往对象的行为及表现并给予积极和正面的评价。表现为出现对交往对象的认同感，相互认同可以缩短交往双方的心理距离。这一阶段的目的是探索与对方在哪些方面可以建立真实的情感联系，而不是仅停留在一般的交往模式中。在这一阶段里，随着双方共同情感领域的发现，双方的沟通会越来越频繁，互相接近的欲望会越来越强，对与其有关的信息也会倍加关心，自我暴露的深度与广度也会逐渐增加。

（三）感情交流阶段

人际关系发展到这一阶段，双方关系的性质开始出现实质性变化，在情感上能够与对方相容，常以喜欢、关心、有好感等形式来表达与对方的情感联系。人际之间的安全感得到确立，谈话开始涉及自我相关的内容，并带有一定的情感。如果关系在这一阶段破裂，将会给双方带来一定的心理压力。在这一阶段，双方的表现已经超出正式交往的范围，正式交往模式的压力逐渐消失。此时，人们会互相提供真实的、评价性的反馈信息，提出建议，彼此进行真诚的赞赏和批评。

（四）稳定交往阶段

交往互动是在前三个阶段的基础上形成的必然行动，在这一阶段，人们的心理上的相容性会进一步增加，自我暴露更加广泛深刻。交往初期，双方尽力约束自己，并努力通过行动显示自己的诚意，证明自己愿意与对方真诚相处。随着交往水平的提高，双方的关系发展到心理上相互依赖的高级阶段，即形成了良好的关系，相互间的吸引力进一步增加。此后，双方在心理上有一个重要的改变，开始将对方视为知己，愿意与对方分享信息、意见和情感，允许对方进入自己高度私密性的个人领域，分享自己的生活空间和财产等。

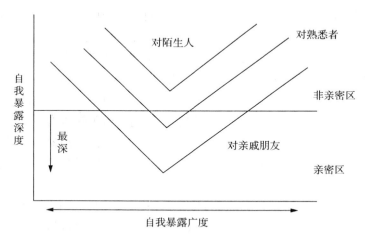

图 2 - 1　交往过程中自我暴露的广度和深度的差别

四、建立良好人际关系的意义

人际沟通是一切人际关系赖以建立和发展的前提，是形成人际关系的根本。马克思说："人们在生产中不仅同自然界发生关系。他们如果不以一定方式结合起来共同活动和相互交换其活动，便不能进行生产。为了生产，人们便发生一定的联系；只有在这些社会联系和社会关系的范围内，才会有他们与自然界的关系，才会有生产。"在社会生活中，每个人都处在多层次、多方面、多类型的人际关系网络中，特别是在现代社会中，人际关系状况已成为影响人的重要因素。因此，学习和研究人际沟通的方法，建立良好的人际关系，对每个人来讲都有着重要的现实意义。

（一）提高工作效率

协调和谐的人际关系有利于提高护理人员的工作效率。护理工作处在以"人－人"系统为主的工作环境中，人际关系对护士的情绪和心境都有较大的影响。良好的人际关系有利于产生积极向上的工作情绪，形成和谐、融洽、友爱、团结的工作氛围，极大地减轻工作压力和紧张情绪。如果护理人员彼此之间有矛盾、猜忌、冲突，且又缺乏协作精神，必然会影响护理质量，降低工作效率。护患之间彼此理解，互相关心，能增强护士工作的主动性，减少不必要的护患纠纷。同时，良好的人际关系有利于增进群体间的团结合作，发挥整体效能，提高工作效率。

（二）有利于身心健康

生物医学模式的转变告诉我们，人类健康与否不仅与生物致病因素相关，还与人的心理因素和社会因素有着十分密切的关系。如果一个人整天工作生活在一个关系紧张、心理压抑的环境中，在一定的条件下就可能导致身心疾病，如常见的高血压、溃疡病、神经衰弱等。良好协调的人际关系，可以使心情舒畅、自信心增强、工作热情增加，产生安全感。人们所说的"人逢喜事精神爽"，就是指人际关系对身心健康能够产生积极的作用。

（三）陶冶情操

人际关系对陶冶人们的心灵情操具有重要的作用。人们在交往过程中，彼此间情感上的相互交流，性格上的相互影响，行为上的相互作用，都会对另一方产生一定的影响。如一个谨小慎微的人到一个充满热情、关怀、开放的工作环境中，就会逐步受之影响，变成敢与周围人群交流、能够大胆开展工作的人。因此，广泛的人际交往，可以丰富和发展良好个性，拓展和更新知识结构，改进和创新思维方式，陶冶和净化心灵情操。

（四）及时交流信息

信息交流的最基本形式是人际交往。人们在交往过程中可以迅速、准确、广泛、直接地获取更多的知识和信息。如护士与患者的交流，可以准确地收集资料，评估病情，制定护理措施等。

第二节　人际关系与人际沟通辩证关系

人类是社会性动物，正如马克思所言："人的本质并不是单个人所固有的抽象物，在其现实性上，它是一切社会关系的总和。"在社会生活中，一个人不可能脱离他人而独立存在，总是要与他人建立一定的人际关系。人际关系的建立离不开人际沟通，沟通的顺利开展也离不开良好人际关系的支持。

一、人际关系与人际沟通辩证关系

人际关系与人际沟通两者既有密切联系又有一定的区别：

（一）建立和发展人际关系是人际沟通最直接的目的和结果

就每个人来说，自出生以来就一直处在一个沟通的环境中。人际关系是在人际沟通的过程中形成和发展起来的，离开了人际间的沟通行为，人际关系就不能建立和发展。沟通是一切人际关系赖以建立和发展的前提，是形成、发展人际关系的根本途径。建立和发展人际关系是人际沟通最直接的目的和结果。

（二）良好的人际关系也是顺利沟通与交往的基础和条件

在社会交往活动中，沟通与交往双方人际关系的好坏会直接影响并制约沟通与交往的频率和状态，良好的人际关系能够缩短双方的心理距离，使双方在情感和心理上保持密切沟通与联系，维持亲密关系。而人际关系不良，容易导致双方心理距离疏远，难以相容，不利于沟通及交往持续进行。

（三）人际关系与人际沟通的研究有不同的侧重点

人际关系侧重于研究人和人沟通过程中的心理关系，而人际沟通则侧重研究人与人之间联系的程序与形式。

二、人际关系行为模式

不同的人际关系心理表现出不同的人际行为模式，即一方的行为会引起另一方相应的行为。一般的人际关系行为模式的规律是：一方表示的积极行为会引起另一方相应的积极行为。反之，一方表示的消极行为会引起另一方相应的消极行为。关于这方面的研究有：

（一）李瑞的研究

美国社会心理学家李瑞从人际心理调查报告中归纳出八类行为模式：
1. 由管理、指挥、指导、劝告及教育等行为导致的尊重与服从等行为反应。
2. 由帮助、支持及同情等行为导致的接受与信任等反应。

3. 由赞同、合作及友好等行为导致的友好与协助等反应。

4. 由尊敬、赞扬及求助等行为导致的劝导及帮助等反应。

5. 由害羞、敏感及求助等行为导致的骄傲或控制等反应。

6. 由反抗、怀疑及厌倦等行为导致的惩罚或拒绝等反应。

7. 由攻击、处罚及责骂等行为导致的敌对与反抗等反应。

8. 由夸张、拒绝及炫耀等行为导致的不信任或自卑等反应。

（二）霍尼的研究

美国社会心理学家霍尼根据个体对他人的态度将人际关系心理的行为模式分成为谦让型、进取型和分离型三类。

1. 谦让型（逊顺型）　其特征为"朝向他人"，即相互交往以忍让、帮助、给予为特征。这种类型的人无论与什么人交往，首先都会想"他喜欢我吗"，遇事先为他人着想，考虑问题全面细致。

2. 进取型（竞争型）　其特征为"对抗他人"，即相互交往中表现为敌对、封锁、相互利用等特征。这种类型的人遇事总想窥探对方力量的大小，以期胜过或压倒对手，人际关系较为紧张。

3. 分离型　其特征为"疏离他人"，即相互交往中，以疏远他人，与世无争为特征。这种类型的人，总想躲避他人的影响与干扰，群体人际关系较为冷漠、疏离。

与此同时，霍妮还指出了这三种类型与职业的相互关系。他认为：逊顺型的人多从事社会工作，为医学、教育工作者；进取型的人多从事商业金融、法律方面的工作；分离型的人多从事艺术、科研工作。

根据以上理论，我们可以看出主动与他人交往，主动表示友爱、谦让、进取等特点，有利于建立良好的人际关系。

第三节　人际交往的社会心理基础

人际交往，也称社会交往，是指人与人之间通过一定的方式进行接触，从而在心理和行为上发生相互影响的过程。人际关系与人际交往既有区别，又有一定的联系。两者区别在于人际关系指人与人之间通过一定方式进行接触，在心理或行为产生相互影响的过程，一般是从静态角度来看的一种状态。人际交往指在社会生活中人与人之间的直接交往关系，是在人们物质交往和精神交往的过程中产生和发展起来的关系，一般是从动态角度来看的一个过程。两者的联系体现在两个方面。一方面，两者互相依赖。人际交往是人际关系实现的前提基础，人际关系是人际交往的起点和依据。另一方面，两者又互相影响。人际关系发展和变化是人际交往的结果，交往状况与人际关系发展程度成正比，人际关系程序又影响和制约人际交往深度，决定交往内容、性质。

在人类生活中，交往是增长知识、探讨问题、寻求乐趣必不可少的手段，达尔文在《人类的由来》一书中论述"人是一种社会性动物"时就指出，"谁都会承认人是一种社会性的生物。不说别的，单说他不喜欢过孤独的生活，而喜欢生活在比他自己的家庭更大的群体之中，就使我们看到了这一点。独自一个人的禁闭是可以施加于一个人身上的最为严厉的刑罚中的一种。"培根在《论知识的进步》一书中也强调："人在社会中寻求安慰、发展和保护。"个体需要在"他人"和"群体"的环境下才能正常生存和发展。人们需要与人交往，也积极地寻求与人交往的机会。学习人际交往的相关知识，能够指导我们与他人建立良好人际关系，开展有效的交往。

一、人际交往的动机与需求

知识拓展

你有信仰就年轻，疑惑就年老；有自信就年轻，畏惧就年老；有希望就年轻，绝望就年老。岁月使你皮肤起皱，但是失去了热忱，就损伤了灵魂。

——卡耐基

（一）人际交往的动机

动机是激发、维持、调整个体参与某种活动，并使个体活动导向某一目标，满足个体某种需要的内在心理过程或内在动力。动机是一种内部力量，是行为的直接原因。了解相关的人际交往动机理论，有利于交往的顺利进行，常见的人际交往的动机理论如下：

1. 社会交换理论（social exchange theory） 阐述了人际交往的利益动机，是最有影响的人际交往动机理论。该理论由社会学家霍曼斯（G. C. Homans，1958）提出，他采用经济学的概念来解释人的社会行为，认为人和动物都有寻求奖赏、快乐，并尽少付出代价的倾向，在社会互动过程中，人的社会行为实际上就是一种商品交换。人们所付出的行为肯定是为了获得某种收获，或者逃避某种惩罚，希望能够以最小的代价来获得最大的收益。人的行为服从社会交换规律，如果某一特定行为获得的奖赏越多的话，他就越会表现这种行为，而某一行为付出的代价很大，获得的收益又不大的话，个体就不会继续从事这种行为。霍曼斯指出，社会交换不仅是物质的交换，而且还包括了赞许、荣誉、地位、声望等非物质的交换，以及心理财富的交换。个体在进行社会交换时，付出的是代价，得到的是报偿，利润就是报偿与代价的差值。个体在社会交往中，如果给予别人的多，他就会试图从双方的交往中多得到回报，以达到平衡。如果他付出了很多，但得到的却很少，他就会产生不公平感，就会终止这种社会交往。相反，如果一个人在社会交往中，总是付出的少，得到的却多，他就会希望这种社会交往继续保持，但同时也会产生内疚感。只有当个体感到自己的付出与收益达到平衡时，或者自己在与他人进行社会交往时，自己的报偿与代价之比相对于对方的报偿与代价之比是同等的时候，个体才会产生满意感，并希望双方的社会交往继续保持下去。换而言之，期待公平是人们内在的愿望，在人际交往过程中，除非交往双方都能得利，否则社会互动无法进行下去（图2-2）。

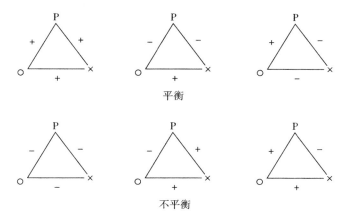

平衡

不平衡

图2-2　社会交换理论

社会交换理论指出个体在交往过程中常常带有一定的功利性，该理论着重于强调人际交往中的报酬及利益，对个体交往中的心理估价问题关注不足。

2. 需要层次理论（hierarchy of needs theory）　　阐述了人际交往中的亲和动机。该理论由美国心理学家亚伯拉罕·马斯洛于1943年在《人类激励理论》论文中提出，他指出群体的归属需要在人的基本需要中占据重要地位（图2-3）。人是社会性的动物，是群集的动物，几乎所有的人都是在与其他人密切交往中度过自己的一生的。正是由于人对亲和的需要，人们害怕孤独，愿意与他人在一起。亲和动机是一种重要而又极其复杂的衍生性动机，是人们寻求友谊，建立、发展友谊的动力。亲和动机强的人，对朋友、对家庭、对群体充满了向往，渴望与他人建立深刻的情感联系，渴望成为某群体中的一员。如住院患者身体不适时，渴望与人交流，渴望向医护人员倾诉，这种行为不仅仅是为了满足解除病痛的需要，更是其亲和动机的外在体现。

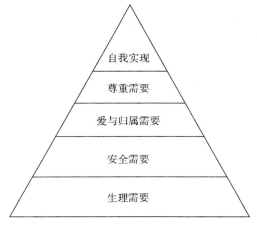

图2-3　马斯洛需要层次理论

3. 社会比较理论（social reality theory）　是指个体在对自己的态度和意见正确与否的判断缺乏确定标准时，往往将周围人的态度、意见或行动暂作为判断标准，以使自己的认识与周围人保持一致，避免认知失调。这一理论阐述了人际交往中的成就动机。美国社会心理学家利昂·费斯廷格（Leon Festinger）1954 年提出社会比较理论，并对成就动机进行了阐述，他指出人人都自觉或不自觉地想要了解自己的地位如何，自己的能力如何，自己的水平如何。而一个人只有在社会中，通过与他人进行比较，才能真正认识到自己和他人；只有"在社会的脉络中进行比较"，才能认识到自己的价值和能力，对自己做出正确的评价。社会比较能够使人清楚地了解自己和他人，找出自己和别人之间存在的差距，发现自己的长处，找出自己的不足。成就动机显著影响着人们的交往行为，成就动机强烈的人，为了取得事业的成功，乐意与人交往、与人合作，具有强烈的竞争意识，在交往中总是首先明确告诉对方与之交往的目的，向对方提出希望和要求，从而达到追求成功的愿望，满足自我发展。

知识拓展

　　一个人如果能发现他的对手的长处，那就会给他带来不可估量的巨大益处，因为这肯定会使他超过他的对手。

——歌德

4. 自我呈现理论（self – presentation theory）　是社会学家欧文·戈夫曼（Erving Goffman 1922—1982 年）借用对戏剧表演的观察而获得的灵感，提出的一种社会学理论，也被称为自我呈现理论或者印象管理。

知识拓展

　　人生就是一个舞台。

　　不同的是，人家都有后台，我只能站前台。

　　每个人都有自己所要扮演的角色。至于要表演什么角色，自己去决定。

　　世界是一个舞台，所有的男男女女不过是一些演员，他们都有下场的时候，也都有上场的时候。一个人的一生中扮演着好几个角色。

——莎士比亚

　　自我呈现理论阐述了人际交往中的赞许动机。戈夫曼在其理论中指出人际交往是交往者借助自己的语言、行动向对方叙述有关自己的事情，即向他人表现自己。每个人都有向他人表现自己的渴望，并试图在社会情境中保持适当的印象，以求得到肯定的评价。社会生活也要求每个社会成员通过合适的自我呈现，给他人一个可接受的角色形象。赞许动机实质上是一种取得成就和得到同伴、组织及社会的承认、尊重、赞扬的需要。每个人都可能有许多方式来控制别人对自己的印象；每个人都有自我呈现的范围和策略，期望在社会活动中通过适当调节，保持良好的印象。例如，一个人会在社会场合避开某些话题或活动，因为如果他不这样做，就会给别人一种其他的印象，这是与他对自我的定义相违背的。他会以这种方式操纵情境，使他的自我得到满意的呈现。

人与人之间的交往动机是纷繁复杂的，用单一的理论很难全面解释、分析人际交往动机，需要考虑交往的实际情境，综合运用人际交往的动机理论进行分析。

（二）人际交往的需求

人类是群集的动物，几乎所有的人都是在与其他人的密切交往中度过一生的。而且，在社会生活中，每个人也都有与他人保持往来、建立联系、获得伴侣和友谊的需要，都有与他人和睦相处和归属群体的愿望。

舒茨（W. C. Schuts，1958）提出了人际关系的三维理论。他认为每个人都有与别人建立人际关系的愿望和需要，只是有些人表现得明显些，有些人表现得不明显。这些需要大致可分为三类：包容的需要、控制的需要和情感的需要。这三种基本的人际需要决定了个体在人际交往中所采用的行为，以及如何描述、解释和预测他人行为。三种基本需要的形成与个体的早期成长经验密切相关，每一类需要都可以转化为动机，产生一定的行为倾向，建立一定的人际关系。

1. 包容需要（inclusive need）　指个体想与他人建立并维持一种满意的相互关系的需要。这种需要得到满足之后，个体就会产生沟通、相容、相属等肯定性的行为特征，反之，个体就会产生孤立、退缩、排斥、忽视等否定性的行为特征。如果孩子在家庭里与父母联系和交往的需要得到了较好的满足，那么他们将形成肯定性的行为特征。如果孩子与父母缺少必要的沟通与交往，他们就会产生否定性的行为特征。

在个体成长过程中，如果包容需要长期得不到满足，他就会在人际关系中产生低社会的或超社会的行为。低社会行为的特点是内向、退缩、避免与他人建立关系、拒绝加入团体等。这种人会尽量与他人保持一定的距离，不主动参加社会活动。超社会的人则与此相反，主动与别人交往接触，故意引起别人注意。但可能因其行为强度和方式表现得太过分而引起别人的反感。舒兹认为适当的行为应该是社会性行为，即在人际交往中表现出良好的适应性和灵活性。这种人在人际交往中没有什么障碍，他能够随着情境的变化而决定自己是参与团体还是不参与团体，参与多或参与少等。无论是独处还是与别人在一起，他都会感到幸福。

2. 控制需要（dominant need）　指个体控制他人或被他人控制的需要，即个体在权力问题上与他人建立并维持满意关系的需要。这种需要得到满足后，个体会形成使用权力、权威、影响、控制、支配、领导等行为特征，反之就是抗拒权威、忽视秩序、受人支配等行为特征。舒茨把个体的行为分为拒绝型、独裁型和民主型三种。拒绝型的人倾向于谦逊、服从，在与他人交往时拒绝权利和责任。独裁型的人则好支配、控制他人，喜欢最高的权力地位。民主型的人能顺利地解决人际关系中与控制有关的问题，能根据情况适当地确定自己的地位和权力范围，是最好的行为类型。在孩子成长过程中，如果父母对儿童既有要求又给他们一定自由，使之有某种自主权，则易使儿童形成民主式的行为方式；如果双亲过分控制孩子，独揽大权，支配孩子的一切行为或样样包办代替，孩子就有可能形成拒绝型或独裁型的行为特征。

3. 情感需要（need for affection） 指个体受他人或被他人所爱的需要，即个体在与他人的关系中建立并维持亲密情绪联系的需要。这种需要得到满足之后，个体就会产生同情、热情、喜爱、亲密等行为特征。反之就是冷淡、疏远、厌恶、反感、憎恨等行为特征。舒茨同时划分了三种情感行为类型，即低个人行为、超个人行为和理性的情感行为。低个人行为表现为避免主动、亲密的人际关系，因为他担心自己不受欢迎，不被喜爱。超个人行为则表现为希望与别人建立亲密联系的迫切愿望，表现出过分的热情和主动。理想的情感行为是对自己的人际关系状态有正确的认识和评价，有良好的自信心和社会交往技能。如果儿童在小时候得不到双亲的爱，经常面对冷淡与训斥，长大后会出现低个人行为；如果儿童生活在溺爱关系中，长大后会表现出超个人行为；如果儿童能获得适当的关心、爱护，就会形成理想的个人行为。

由于人们这三种基本的人际需要各有主动表现和被动表现两种形式，所以形成了六种人际关系的取向（表2-1）。

表2-1 六种人际关系取向

需　要 ＼ 行　为　倾　向	主动性	被动性
包容	主动与他人交往	期待他人接纳自己
控制	支配他人	希望他人指导
情感	主动表示友爱	期待他人对自己亲密

二、人际认知的心理学效应

人际认知的建立是以人际认知为基础的，人际关系的内容及效果受彼此知觉情境的影响和制约，而且这种知觉也按照一定的社会心理规律对人产生不同的心理效应。

（一）人际认知的概念

认知是指人的认识活动，人际认知是个体对他人的心理状态、行为动机和意向做出的理性分析与判断的过程，包括感知、判断、推测和评价等心理活动过程。人际认知包括对他人的仪态表情、心理状态、思想性格、人际关系等方面的认知。

（二）人际认知的心理学效应

社会心理学研究表明，在人际交往过程中，对交往对象的态度、情感、认知以及印象等，都会直接影响到交往活动的正常进行。然而，由于种种原因，交往过程中的人际认知往往会出现这样或那样的心理偏差。心理学将人际认知方面具有一定规律性的相互作用称为人际认知心理学效应。心理效应是指在社会心理规律、心理现象的作用下，人们认识过程中形成的一些对人和事所特有的反应。人们在认知过程中出现的典型错误多数是由于心理效应造成的。常见的人际认知心理学效应包括以下几种：

1. 首因效应（first-impression effect）　又称首次印象，亦称第一印象，是指观察者在与他人首次接触时，根据对方的仪表、打扮、言语等外显行为做出的综合性判断及评价而形成的印象。在交往过程中，因为最初获得的信息（如交往对方的外表、相貌、性格等）比后来获得的信息影响更大，所以成为首因效应。首因效应的产生与个体的社会经历、社交经验的丰富程度有关。首因效应对人际认知的印象形成具有极大影响，且具有一定的稳定性，后继信息很难使其根本改变，这种心理倾向对事物的判断有着非常显著的影响。社会心理学家研究证明：在第一印象中，外表是影响第一印象的主要因素，同时一个人在言谈举止中表现出的性格特征也在第一印象的形成中起着重要作用。现代心理学研究发现，首因效应的产生有如下两条规律：其一，初次见面时，如果对对方的资料一无所知，首因效应的形成，主要受直接可见的外表或音容笑貌的影响；其二，如果在见陌生人之前，已获得某种间接资料，则间接资料便成了影响首因效应的重要因素。

案例在线

心理学家卢钦斯做过一个有趣的实验，他用两段描写一个叫詹姆的学生生活片段的文字做实验材料。这两段文字叙述的是完全相反的两种性格。卢氏将两段文字用两种方法加以组合，一是把描写詹姆外向性格的材料放在前面，把描写詹姆内向性格的材料放在后面。二是作相反排列。然后让两组阅读水平相当的中学生阅读，并请他们读后对詹姆的性格作总的评价。结果表明，先阅读描写外向性格而后阅读描写内向性格材料的学生有80%的人认为詹姆是外向性格的人。而先阅读描写内向性格材料再阅读描写外向性格材料的学生只有18%的人认为詹姆是外向性格的人。

试分析为什么两组学生对詹姆的性格的评价会有如此大的差异？

2. 近因效应（recent-impression effect）　也称新因效应。近因即最后的印象。近因效应是指在对客体的印象形成上，最新获得的信息比以前获得的信息影响更大的现象。最后留下的印象，往往是最深刻的印象，这也就是心理学上的后摄作用。近因效应与首因效应是相对应的两种效应，但是两种效应并不是对立的，而是一个问题的两个方面。一般说来认知者在与陌生人交往时首因效应起较大作用，在与熟人交往时近因效应起较大作用。这就告诉我们，在与他人进行交往时，既要注意平时给对方留下的印象，也要注意给对方留下的第一印象和最后印象。

3. 光环效应（light circle effect）　又称晕轮效应，指对客体某种特征形成固定看法后，会泛化到客体的其他特征，并推及对象的总体特征的现象。晕轮效应可分为正晕轮和负晕轮，正晕轮是指将对方的好印象向其他方面扩大、推广，高估对方；负晕轮则是指将对方的不良印象向其他方面扩大、泛化，低估对方。"一好百好、爱屋及乌""情人眼里出西施"即为典型的光环效应。光环效应实际上是个人主观推断的泛化和扩张的结果。在光环效应状态下，一个人的优点或缺点一旦变为光圈被扩大，其缺点或优点也就隐退到光的背后被别人视而不见了。光环效应的最大弊端就在于以偏概全。因此，我们与人交往应从理性的角度出发，听从心和大脑的声音，在交往中应避免以貌取人，要实事求是，尽量消除"偏见"，多角度分析取舍，正确利用晕轮效应，会达到事半功倍的效果。

4. 社会刻板效应（social prejudice effect） 又称定势效应，是产生在社会认知中的一种心理现象，是指社会上的一部分成员对于某一类事物或人群持有的一种固定不变、概括笼统、简单评价的现象。它主要表现为：在人际交往过程中机械地将交往对象归于某一类人，不管他是否呈现出该类人的特征，都认为他是该类人的代表，进而把对该类人的评价强加于他。例如，通常情况下，人们会认为女性是温柔如水的；知识分子应该是文质彬彬的；草原上的牧民性情是粗犷豪放的等。刻板印象，普遍地存在于人们的意识深层。人们不仅对曾经接触过的人会产生刻板印象，而且对从未直接接触交往过的人，也会根据某些未必切实的间接资料，产生刻板印象。一般刻板印象的产生往往不以直接经验为根据，也不依据可靠的事实材料为基础，而是以习惯的思维为基础形成固定的看法，这种固定的印象可导致对他人认知的偏差。

案例在线

　　俄国社会心理学家包达列夫曾做过这样一个实验：他向两组大学生出示了同一个人的照片。在出示之前，向第一组说，将出示的照片上的人是个十恶不赦的罪犯；向另一组说他是位大科学家。然后让两组被试用文字描绘照片上的人的相貌。第一组的评价是：深陷的双眼证明内心的仇恨，突出的下巴证明沿犯罪的道路走到底的决心等。第二组的评价是：深陷的双眼表明思想的深度，突出的下巴表明在知识道路上克服困难的意志力等。

　　思考：为什么同一个照片会让两组人做出差异极大的两种描述？

5. 投射效应（Projection effect） 是社会心理学的概念，指人们在交往中通常将自己所不喜欢的或不能接受的观念、欲望、态度或性格特征等转移到他人身上，从而在无意识中减轻自己的内疚感，进而维护自己的尊严和安全感。所谓"以小人之心，度君子之腹"，反映的就是这种投射效应的一个侧面。一般说来，投射可分为两种类型：一种是指个人没有意识到自己具有某些特性，而把这些特性加到了他人身上。例如，一个对他人有敌意的同学，总感觉到对方对自己怀有仇恨，似乎对方的一举一动都有挑衅的色彩。另一种是指个人意识到自己的某些不称心的特性，而把这些特性加到他人身上。例如，在考场上，想作弊的同学总感觉到别的同学也在作弊，倘若自己不作弊就吃亏了。值得注意的是，后一种投射往往会把自己某些不称心的特性，投射到自己尊敬的人、崇拜的人身上。其逻辑是：他们有这些特性照样有着光辉的形象，我有这些特性又有何妨？目的是通过这种投射重新估价自己的不称心的特性，以求得心理上的暂时平衡。

（三）人际认知效应的应用策略

人是极其复杂的社会动物，其思想、心理状态处于不断变化之中。在人际交往与沟通过程中，掌握人际认知的规律性，合理应用人际认知效应，将有助于避免人际认识偏差，从而建立和发展良好的人际关系。

1. 避免以貌取人　在人际交往中，首因效应或"第一印象"虽然重要，但不一定完全准确，需要在长期交往中不断深入观察，及时修正首因效应或"第一印象"产生的人际认知偏差。

2. 注重人的一贯表现　重视个人的长期表现，方能准确、客观地评价此人。在特定环境下，一个人往往出于某种原因或动机可以表现出与平时大相径庭的态度和行为，从而导致他人对其人际认知的偏差。

3. 注重了解人的个性差异　尽管某类人可能具有固有、相似的特征，但人与人之间个性的差异是客观的、普遍存在的。在人际交往过程中，如果忽视个性差异，势必会造成人际认知的偏差，给人际交往带来障碍。

4. 注意在动态和发展中全面观察、认识人　在人际交往过程中，既要重视一个人过去的表现，又要重视其当前的表现；既要注重一个人一贯的表现，又要注意其近期的变化和进步；既要看到一个人的优点，又不能忽略其缺点。

三、人际吸引规律

人际关系的心理由三种相互联系的心理成分组成：认知、情感和行为。其中，情感这一心理成分表现为人与人之间的喜爱或不喜爱，即表现为人际吸引。人与人相互间吸引力程度是人际关系心理的主要特征。不同类型的人际关系心理反映了人与人之间相互吸引的程度，心理上的距离越近，反映人们之间吸引程度越高，反之则反映双方越缺乏吸引力。

（一）人际吸引的概念

人际吸引（Interpersonal Attraction）　也称为人际魅力，是人与人之间产生的彼此注意、欣赏、倾慕等心理上的好感，从而促进人与人之间的接近，以建立感情的过程。人际吸引是人际交往的第一步，也是形成良好人际关系的重要基础。

（二）人际吸引的过程

人际吸引过程主要包括注意、认同、接纳、交往四个步骤（图2-4），具体如下：

1. 注意（notice）　通常是由初次见面中的某一个信号、某一句话、某一件事引起的，实际上是交往主体根据自己的需要、兴趣和价值观对交往对象的选择，是对某一交往对象喜欢、感兴趣的表示。

2. 认同（approve）　是通过知觉、想象、思维、记忆等认识活动，接纳和内化交往对象的行为及表现。当我们专注于某一交往对象并对之产生好感时，就会主动地接近他，加倍关心与他有关的信息，于是通过信息的传递增加了对他的认同。

3. 接纳（accept）　是通过喜欢、亲切、同情、热心等形式表现出来的，因此，接纳主要是指情感的接纳。凡是能驱使人们之间的接近、合作、联系的情感，都称之为结合性情感。结合性情感越强，彼此之间就越相容，越相互吸引。

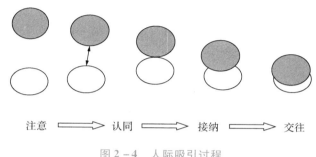

注意 ⇒ 认同 ⇒ 接纳 ⇒ 交往

图 2 - 4　人际吸引过程

4. 交往（association）　是注意、认同、相容的必然结果。一般地说，交往的初期，双方会尽力约束自己，并努力通过行为来显示自己的诚意，表明自己愿意与对方交往。随着交往水平的提高，双方的关系就会发展到心理上相互依附的高级阶段，相互的吸引力进一步增强。

（三）人际吸引的规律

人际吸引既是有条件的，也是有规律可循的，其条件和规律可归纳为以下几个方面：

1. 接近吸引律　指交往的双方存在着诸多的接近点，这些接近点能够缩小相互之间的时空距离和心理距离，因此彼此之间容易相互吸引。接近吸引包括相近吸引和相似吸引。相近吸引是指人们彼此由于时间及空间上的接近而产生的吸引。

案例在线

> 　　美国心理学家费斯廷格在 1950 年做了一个实验。这位心理学家对麻省理工学院 17 幢已婚学生的住宅楼进行了调查，而调查的对象完全是随机的，后来发现，居住距离越近的人，交往的次数也越多，关系越密切，在同一楼层中，和隔壁的邻居交往的概率是 41%，和隔一户的邻居交往的概率是 22%，和隔三户交往的概率只有 10%，实际距离增加不了多少，但其亲密程度则大不相同。不难看出，较小的空间距离有利于建立密切的人际关系，时空的接近性是影响人际吸引的重要因素，但随着时间的推移，它所发挥的作用会慢慢变小。

研究表明：在空间距离上的邻近可以增加人们交往、互动的机会，如互相照顾、互相帮助、互相沟通信息等，一方面增加了人们之间感情的交流与联系，另一方面也增加了人们相互之间的熟悉程度。相似吸引指在才智等方面相似的人易彼此吸引。建立人与人之间的相似之处很多，如年龄、籍贯、职业、学历、兴趣、爱好、信仰、经济收入、社会地位、态度、价值观等。人们常因自己与他人在某些方面的相似而产生"同病相怜"的情感，继而发展成情投意合的人生知己，正所谓"物以类聚，人以群分"。以心理学观点看，相似有益于人际交往的理由可作如下解释：一是具有相似的兴趣与态度者，他们通过经常参加同类社会活动，增加了彼此沟通的机会；二是信仰、态度、价值观念等方面相似的人们对一些问题的看法易产生较强共鸣或"知音难遇"的感触，进而相互吸引为知己。例如，"酒逢知己千杯少，话不投机半句多""同是天涯沦落人，相逢何必曾相识""英雄所见略同"都属于相似吸引的描述。

2. 互补吸引律　双方的个性或满足需要的途径正好互补时，可以产生强烈的吸引力。互补吸引实际上是一种需要的相互满足，双方能够以互补的方式满足对方需要是促进交往双方良好人际关系形成的前提。互补可视为相似性的特殊形式。以下三种互补关系会增加吸引和喜欢：需要的互补、社会角色的互补、人格某些特征的互补（如内向与外向）。当双方的需要、角色及人格特征都呈互补关系时，所产生的吸引力是非常强大的。互补吸引律在地位不等、角色不同的上下级关系和家庭关系中体现得最突出。如在官僚式上下级关系中，上级一般赏识的是能在大的方面听从他的颐指气使，而在小的方面又能灵活运用、善于发挥、切实起到助手作用的下级。但是，当交往双方的地位完全平等或角色作用相同时，人际吸引一般服从接近吸引律。

案例在线

　　社会心理学家西保和凯利认为：两人相处，对双方都有助益（互补），或彼此都有友好的意愿（相悦），或彼此发现有类似的态度（相似）时，两人的交互关系就有继续维持的可能。互相补偿的范围包括，能力特长、人格特征、需要利益、思想观点四个方面。如性格外向、直率、主观武断、脾气暴躁的人与性格内向、耐心、脾气随和、思维周密的人配合工作时，由于能够互相取长补短，相得益彰，就易相互吸引，团结合作。苏联的一些心理学家，对气质相同的人合作的效果和气质不同的人合作的效果进行了比较研究，结果发现，两个强气质的学生组成的学习小组，常常因为对问题各执己见、争执不下而影响团结。两个弱气质的学生在一起，又常常缺乏主见，面面相觑，无可奈何。只有两个气质不同的学生组成的小组，团结搞得最好，学习效果也最显著。

3. 互惠吸引律　如果交往的双方，能够给对方带来收益、酬偿，就能增加相互间的吸引。一般来说，如果人们预示行为可能得到报偿的趋向，即显现出吸引力。估计得到报偿的概率越大，吸引力就越大；收益与付出之比的比值越大，吸引力就越大；越接近预期的报偿，吸引力就越大。互惠互酬吸引力表现在人的一切交往活动中，其最主要的表现形式有以下几种。

（1）感情互慰：指交往的双方，运用自己的表情、姿态及言语动作带给他人愉快的感情体验，进而增加彼此的吸引。如微笑。

（2）人格互尊：任何一个正常人都渴望得到他人的尊重、信任与认可。因此，真诚地尊重他人，是获得他人尊重的最佳方法。

（3）目标互促：人们之间的交往如果有助于双方有关目标的实现，则双方的吸引力就能增强。

（4）困境互助：患难识知己，逆境见真情。当一个人遇到坎坷，碰到困难，遭到失败时，往往对人情世态最为敏感，最需要友谊和帮助。

（5）过失互谅："人非圣贤，孰能无过"，当他人出现过错时，我们应以宽宏大度的态度而谅解。只有不恤小耻，不拘小谅，才能赢得他人的尊敬，增加个人吸引力。

另外，互惠吸引力还表现在物质上的"礼尚往来"，利益上的"欲取先予"，道义上的"知恩必报"等方面。互惠吸引律启示我们，要增强自己的人际吸引力，必须在同他人来往时，尽力使自己的付出大于收益，使自己的言行给他人带来愉快和好处。

4. 光环吸引律 是指一个人在能力、特长、品质等方面比较突出，或社会知名度较高，于是这些积极的特征就像光环一样使人产生晕轮效应，感到他一切品质特点都富有魅力，从而愿意与他接近交往。光环吸引律在能力、成就和品格等方面的体现最突出。

（1）能力吸引：人们一般都喜欢聪明能干的人，而讨厌愚蠢无知的人。这是因为人人都有一种寻求补偿、追求自我完善的欲望。才能在一定程度内会增加个体的吸引力。但如果这种才能对别人构成较大压力，让人感受到自己的无能和失败，那么才能不会对吸引力有帮助。研究表明，有才能的人如果犯一些"小错误"，会增加他们的吸引力。

（2）性格、品质吸引：如果一个人品质端庄，待人真诚、热情，就会使人产生钦佩感、敬重感和亲切感，从而产生人际吸引力。人格品质是影响吸引力的最稳定因素，也是个体吸引力最重要的因素之一。美国学者安德森（N. Anderson，1968）研究了影响人际关系的人格品质。研究结果显示受喜爱程度最高的六个人格品质是：真诚、诚实、理解、忠诚、真实、可信，它们或多或少、直接或间接同真诚有关；受喜爱水平最低的几个品质如说谎、假装、不老实等，也都与真诚有关。安德森认为，真诚受人欢迎，不真诚则令人厌恶。另外，社会地位和声望也会产生光环吸引力。常言说："名望是一种强有力的催欲剂。""名星崇拜"现象就是这个原理的例证。

案例在线

有学者曾就友谊问题访问了 40000 多人。结果表明：吸引朋友的良好品质有信任、忠诚、热情、支持、帮助、幽默感、宽容等 11 种品质，其中忠诚是友谊的灵魂和核心。阿希等人的实验还表明，"热情"也是吸引他人的核心品质，对人际印象的形成产生强烈的影响。如，在形容某人的七个形容词中有"冷淡"一词，那么，只有约 10% 的人相信这个人是宽宏大量的或风趣的。如果用"热情"代替"冷淡"的话，那么就有 90% 的人将他描绘成是宽宏大量的，75% 的人将其描绘成风趣的。由此可见，"热情"可以产生很强的光环效应，从而增强个体的吸引力。这是因为，热情待人的态度，是对对方喜欢、接纳、尊重的表示，使人感到温暖、愉快，因而易受到他人喜欢。这就启示我们：待人要诚恳、热情。"上交不谄，下交不渎"，对位尊者不谄媚讨好，对位卑者不冷落歧视。热情而不过度，端庄而不矜持，谦虚而不矫饰作伪，充分显示出内心的诚意，就会增加他人的好感。

5. **对等吸引律**　指人们都喜欢那些同样喜欢自己的人。这就是古人所说的"敬人者，人恒敬之""爱人者，人恒爱之"的心理机制。因为，人们都愿意被人肯定、接纳和认可，他人的喜欢是满足这一需要的最好奖偿。一般来说，人们都喜欢同样喜欢自己的人。但是，对于不同的人来说，由他人的喜欢激发的回报并不会完全相同。自尊心、自信心强的人，他人的喜欢和排斥对他的自我评价影响不大，即所谓"宠辱不惊"。自信心低，特别是受过挫折的人，对他人的喜欢与厌恶反应强烈而敏感。因为他们无法从自己那里获得尊重的满足，且非常需要他人报以尊重，同时也会因为这种心理满足与否而十分强烈地喜欢或厌恶对方。这说明，在交往中，以热情、信任、尊重的态度对待那些受过挫折、犯过错误的人，会引起他们比常人更强烈的感情共鸣与回报。另外，心理学家还发现，喜欢对等律是按照得失原则变化发展的，即，我们最喜欢那些对自己喜欢显得不断增加的人，最讨厌对自己喜欢显得不断减少的人。也就是说，同一个始终对自己报以肯定态度的人相比，人们更喜欢那些开始对自己予以否定性评价，以后转变为肯定性评价的人；同一个始终对自己抱以否定态度的人相比，人们更讨厌那些开始对自己予以肯定评价，以后转变为否定性评价的人。因此我们在人际交往中，要注意对方的心理承受力，使关系建立在充分了解认识的基础上。同时良好关系一旦建立，就要用热情去浇灌，用真诚去培育，用谅解去护理。另外，建立人与人之间的关系，要留有渐进发展的余地。

6. **诱发吸引**　是由自然或人为环境的某一因素而引发的吸引力。在人际交往的过程中，如人们受到某种诱因的刺激，而这种刺激正是投其所好，就会引起对对方的注意和交往兴趣，从而相互吸引。诱发的因素和形式大致有自然诱发、蓄意诱发、情感诱发等。

（1）**自然诱发**：是指由人的外貌、气质、风度等自然因素而诱发的吸引力。在初次交往时，一个人如五官清秀、举止从容、风度优雅大方、衣着整洁得体，就会对他人产生很强的吸引力。这种第一印象的吸引力会促使人们进一步接触，从而结成良好关系。

知识拓展

美貌在异性之间更能引起相互吸引

国外有人研究了电脑约会中异性外貌吸引的情况，理斯林和李维斯发现，对方外貌吸引力，和第二次是否与之约会的相关系数为89%。泰塞和布洛第发现的相关系数为69%。男性比女性更易受到对方外貌的诱发而产生吸引。正因为这个缘故，女性比男性更重视、更留神自己的容貌。为什么美的外貌、风度会产生吸引力呢？这是因为，爱美是人的天性，美的外貌、风度能使人感到轻松愉快，构成一种美的酬偿。

（2）**蓄意诱发**：是指有意识地设置某些刺激因素，以引起对方的注意和兴趣，从而产生吸引力。如出席某种宴会，可以通过得体适宜的打扮、妙语惊人的谈吐、风趣幽默的故事等增强自己的吸引力。蓄意设置诱发因素应注意：投入要适度，诱发因素过量或不足都可能适得其反，产生不良后果；应瞄准对方的需要和兴趣，使诱因刺激的放射进入对方的接收弧度。如果发射方向过于分散，就会影响接收效果；应含蓄自然，使对方不觉矫揉造作。

案例在线

曾担任过英国首相的丘吉尔，第一次出席议会时，为了充分引起大家的注意，树立自己的形象，不顾新议员首次出席会议不许发言的规定，精心准备演说辞，并反复推敲背诵，达到倒背如流的程度。结果他以字字如珠的绝妙演说，使众议员拍案叫绝，不仅忘记了新议员没有发言权的规定，而且声名大振。

（3）**情感诱发**：是通过真诚的关怀、帮助、信任、容忍等因素而激发对方的情感，缩小双方的心理距离，从而相互吸引。如不失时机地帮助困难者，安慰失败者，祝贺成功者，都可以使对方产生强烈的情感体验，从而使双方的心灵更亲、更近。

（四）人际吸引规律的应用策略

在人际交往过程中，为了促进人际关系的建立，应充分认识人际吸引的原理，掌握增进人际吸引的方法和策略。

1. 重视印象整饰 印象整饰也被称为"印象管理"（impression management），是指一个人通过一定的方式影响别人形成对自己的印象的过程。印象整饰与印象形成并不相同，印象形成对认知者来说是信息输入，是形成对他人的印象；而印象整饰是信息输出，是对他人印象形成施加影响。印象整饰强调用"语言"和"非语言"的方式，"适时，适度地表现适当的我"。恰当的印象整饰是人际交往的辅助手段，是个人适应性的量尺。成功的印象整饰，其基础是正确理解情境，正确理解他人，正确理解自己所承担角色的社会期待。在人际交往中，根据交往对象的特点，交往的情境、目的，注意修饰外表，选择合适的着装，使自己的行为符合角色的社会规范，采用自我暴露、附和、施惠等方式投其所好，能够有效促进交往，给对方留下一个完美印象。

知识拓展

"相貌的美，高于色泽的美，而秀雅合适的动作又高于相貌的美，这才是美的精华。"

—— （英国）培根

2. 主动提供帮助 在人际交往中，只有交往对象认为这段关系对他来说是值得的，才会愿意努力尝试，并试图维持这一关系。因此，主动为他人提供帮助有利于良好人际关系的建立。当然，帮助的方式是多种多样的，如提供感情上的支持，提供行为上的帮助等，所谓"患难见真情"。选取恰当的方式，在适当的时候为别人提供帮助，并让被帮助者感到有尊严，乐于接受，有利于良好人际关系的建立。研究显示，当一段人际关系以帮助为开端时，容易形成良好的第一印象，缩短彼此间的心理距离。

3. 关注对方兴趣 人际关系的建立是交往双方共同作用的结果。在交往过程中，交往双方往往有着不同的理解及感情基点，只有寻找到双方的共同点，才能使交往持续进行下去。交往双方的兴趣和关注点的汇聚是一个渐进的过程，交往中，彼此都需要得到对方的关注。因此，在交往中应考虑到对方的兴趣，不要一味地以自己的理解及情感为基点谈论他人并不关注的事情，以免淡化彼此交往。总之，在交往中，交流双方平等投入，为听者着想，关注对方，谈论彼此都感兴趣的话题，有利于良好人际关系的建立。

4. 肯定对方价值 每个人都渴望得到他人的尊重与肯定，在交往中，满足交往对象的自尊需要，有利于对方接受自己的观点和态度。当个体的自我价值面临威胁时，个体往往会出现焦虑与不愉快情绪，这是一种自我防卫机制。因此，人们排斥否定其自我价值的人，接受赞同自己的人。心理学家认为，赞扬能释放一个人身上的能量，调动人的积极性。赞扬传递的不仅仅是情感，还包括信任和支持。选择恰当的方式，在适当的时机赞许对方，是对他人的尊重，更是增进彼此感情的催化剂。

知识拓展

"赞扬能使赢弱的身体变得强壮，能给恐惧的内心以平静与依赖，能让受伤的神经得到休息和力量，能给身处逆境的人以务求成功的决心。"有报载，一位欧洲妇女出门旅行，她学会了用数国语言讲"谢谢你""你真好""你真是太棒了"等，所到之处，都受到热情接待。可见真心真意，适时适度地表示你对别人的赞扬，能够增进彼此的吸引力。

5. 掌握批评艺术 人与人交往，发生错误是难免的，一般情况下，应多作赞扬，少用批评。批评是负性刺激，通常只有当用意善良、符合事实、方法得当时，才有可能产生积极的效果，才能促进对方的进步。批评时应注意场合与环境，应对事不对人，不能对一个人产生全盘否定，这样会挫伤对方的积极性与自尊心，应就现在的一件事而不是将以前的事重新翻出来，措辞与态度应是友好的、真诚的。应学会用幽默的方式将"剑拔弩张"的气氛"化干戈为玉帛"。

6. 学会感激报恩 古之有云："滴水之恩当涌泉相报。"每个人在这个社会中都不会是孤立的存在，得到他人的帮助，应心存感激，记住别人对自己的帮助，诚恳地说谢谢，以适当的方式在适当之时提及，既表达了对助人者的感激与敬意，也彰显了被帮助者的重情重义。

7. 经常互致问候 情感是联系人际关系的纽带，彼此间的经常问候，有利于维持及增进情感。俗话说"远亲不如近邻"，感情联络越多，双方的密切程度及熟悉程度越高。可见，彼此间经常性的联络对于人际关系的维持来说是极为重要的。当然，问候的方式很多，假日或生日的拜访更容易让人感到温暖，更能促进彼此间的关系良性进展。

8. 大胆主动交往 在交往中，做交往活动的始发者，主动地与人说话，打招呼等更容易获得交往的成功。一味被动地等待他人的接纳，不利于人际关系的建立，因此，建立良好的人际关系，应克服羞怯、自卑，站在主动的地位，与他人大胆交往。

实 践 活 动

一、学会赞美

【目标】品质能产生吸引，通过此次实践活动，促进同学间关系的融洽。

【时间】30分钟。

【准备】纸、笔、分组（每组5~6人）。

【步骤】

1. 每组成员相互写出组内每个成员十个优点，且不能重复，不能相互参考，不能写缺点。

2. 每个人依次站出来，将所写的优点告知被赞美的同学。

3. 随机抽取或鼓励学生自己讲述一下被赞美后，心里的感受。

二、你心中的我

【目标】通过活动，使同学们熟悉人际认知的心理学效应。

【时间】20 分钟。

【准备】纸、笔、两组照片（同一个陌生人不同风格的照片）、每组照片都配有相应的文字描述，两组描述内容意义截然相反。

【步骤】

1. 将学生分为两组，每组发一个风格的照片及文字描述。

2. 鼓励讨论分析照片中人物的性格、品行、可能从事的行业，并记录下来。

3. 两组交换试验材料，重新描述并记录。

4. 鼓励学生说说自己的描述前后是否相同，并鼓励其分析原因。

三、贴心护士

【目标】通过活动，使同学们能够在工作中灵活应用人际吸引规律。

【时间】40 分钟。

【准备】提供案例，学生分组准备。案例：嗓门大，脾气倔的李老太太，68 岁，高血压，糖尿病，爱吃甜食，爱吃肉，天天麻将不离手，偶尔还喝口二锅头。今天社区医院要进行家庭访视，作为社区工作的一员，我们应该怎么做才能使李老太太听从我们的健康指导，合理饮食，合理监测血压和血糖呢？

【步骤】

1. 击鼓传花，随机选择学生扮演李老太太。分组讨论，编演情景剧。

2. 情景剧展示。

3. 由李老太太选出最贴心的护士，并说出原因。

复习思考题

一、课后思考

1. 人际关系与人际沟通有何辩证关系？

2. 如何在日常生活中应用人际认知心理学效应建立良好的印象？

3. 想想你自己的人际吸引的要素有哪些？如何提升自己的人际吸引力？

二、案例思考

美国一位心理学家做了这样一个实验：先采取暗示方法分别诱导出不同被试者的特定心境，如有的自感愉快，有的颇感不满，有的却十分焦虑。然后，让这些被试者看同样的照片，并要求他们做出简要的描述。照片是几个士兵抬着一个伤兵上飞机。实验的结果是：

"心情愉快的被试者"描述说："这个伤兵碰到了好运气，人们送他去医院，他会受到很好照料的。"

"心理不满的被试者"描述说："这受伤的士兵，只是成千上万个自相残杀的受害者中的又一个。我认为这次战争是个玩笑，否则的话我们就无从去做像杀人和破坏之类的蠢事。"

"心情焦虑的被试者"这样描述："他受伤了，被送上飞机。可他只是苟延残喘，即使飞机把他送进医院，他也活不长了。"

问题：

试从人际认知的心理学效应角度分析为什么不同被试者对同一伤兵的描述完全不同？

三、阅读思考

阅读1

聪明的经理

美国著名的福特汽车公司在新泽西的一家分工厂，过去曾因管理混乱而差点倒闭。后来总公司派去了一位很能干的人物，在他到任后的第三天，就发现了问题的症结：偌大的厂房里，一道道流水线如同一道道屏障隔断了工人们之间的直接交流；机器的轰鸣声，试车线上滚动轴发出的噪音更使人们关于工作的信息交流越发难以实现。由于工厂濒临倒闭，过去的领导一个劲地要生产任务，而将大家一同聚餐、厂外共同娱乐时间压缩到了最低线。所有这些，使得员工们彼此谈心、交往的机会微乎其微，工厂的凄凉景象很快使他们工作的热情大减，人际关系的冷漠也使员工本来很坏的心情雪上加霜。组织内出现了混乱，人们口角不断，不必要的争议也开始增多，有的人还干脆就破罐破摔，工厂的情势每况愈下，这才到总部去搬来救兵。这位新任的管理者在敏锐地觉察到这一问题的根本原因之后，果断地决定以后员工的午餐费由厂里负担，希望所有的人都能留下来聚餐，共渡难关。在员工看来，工厂可能到了最后关头，需要大干一番了，所以心甘情愿地努力工作，其实这位经理的真实意图就在于给员工们一个互相沟通了解的机会，以建立信任空间，使组织的人际关系有所改观。在每天中午大家就餐时，经理还亲自在食堂的一角架起了烤肉架，免费为每位员工烤肉。一番辛苦没有白费，在那段日子，员工们餐桌上谈论的话题都是有关组织未来的走向的问题，大家纷纷献计献策，并就工作中的问题主动拿出来讨论，寻求最佳的解决途径。这位经理的决定是有相当风险的。他冒着成本增加的危险拯救了企业不良的人际关系，使所有的成员又都回到了一个和谐的氛围中去了。尽管机器的噪音还是不止，但已经挡不住人们内心深处的交流了。两个月后，企业业绩回转，五个月后，企业奇迹般地开始赢利了。这个企业至今还保持着这一传统，午餐时大家欢聚一堂，由经理亲自派送烤肉。

阅读完这篇文章，你能说出这位聪明的经理成功的秘诀是什么吗？

阅读2

带你攀登人际关系金字塔

心理学前辈鲍威尔（Powell）曾提出一个"关系金字塔"的观念，把人与人的关系按深浅分为六个层次。这六个层次形成了一个金字塔的形状，如图2-5所示。我们把人与人关系的这六个层次所组成的图形称为"人际关系金字塔"。人际关系金字塔反映了个体和他人正面关系的六个层次，这六个层次由塔基到塔顶分别为：不知道我姓名的人、知道我姓名的人、喜欢我的人、对我友善的人、尊重我的人、重视和我关系的人。

在人际关系金字塔中，数以十亿计的那些连我们名字都不知道的人构成金字塔的塔基，极少数的人构成金字塔的塔顶，他们是那些看重与我们关系的人。在大千世界，茫茫人海中，我们如何把陌生人变成好朋友，如何顺利攀登人际关系金字塔呢，现在就让我们一起来学习一下攀登人际关系金字塔的诀窍吧！

第一步：让对方知道我的名字。

在有联系方式的情况下，主动联系他人；在仪表和举止得体的前提下，接近他，使他注意到我；记住他的名字，每次见面都叫出他们的名字，他们会（在大多数情形下）因为叫不出你的名字而尴尬，最后，为了回应，他们也会记住你的名字；直接自我介绍，当然也可以发放名片；善用光环吸引（能力品格等）。

第二步：让对方喜欢我。

关心他们的生活，多聊聊天，时常相约一起去玩；在与他人相处的时候，必要的礼仪是不可或缺的；邀请他们参加一些有意义的活动；找一些机会帮他做一些事情或请教他一些问题；多向别人赞美她的优点、长处。

第三步：让他对我友善。

从他感兴趣的地方入手，关注他所喜欢的东西，并快速地了解，多学习这方面知识，志趣相投；偶尔送些这方面小物件。

第四步：让他尊重我。

做一个令人尊重的人（永远有好的品行及修养）；在平时的为人处事方面也要表现正直、睿智、诚实、大度热情等；他人对你的诚实品质，或者你的学识，或者以上的全部评价很高，他就会尊重你。

第五步：让他重视与我的关系。

当达到这一步时，说明他珍惜我这个朋友，不想失去我，我们彼此信赖、相互帮助、认同彼此。可平日多与他在一起，做事时多征求他的建议，有好事想着他，在他遇到困难时不遗余力地帮助；多交流相互信任的人才会交流的话题。这样，就会成为无话不说的朋友。

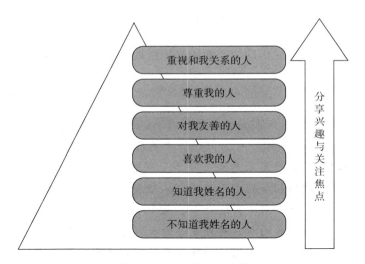

图 2-5 人际关系金字塔

当然，在攀登人际关系金字塔的途中，我们会发现，从金字塔滑落下来比攀登上去要容易得多，而攀登关系金字塔的旅程不一定非要循序渐进。攀登关系金字塔极顶是一项漫长的任务，是一场长期的旅行，需要我们持续付出我们的真诚和热情。同学们，你们准备好攀登你们的人际关系金字塔了吗？如果准备好了，那就让我们出发吧！

第三章　语言沟通

　　有个人请客，看看时间过了，还有客人没到，他心里很焦急，便说："怎么搞的，该来的客人还不来？"一些敏感的客人听到了，心想："该来的没来，那我们是不该来的了？"于是悄悄地走了。他一看又走掉几位客人，越发着急了，便说："怎么这些不该走的客人，反倒走了呢？"剩下的客人一听，又想："走了的是不该走的，那我们这些没走的倒是该走的了！"于是又都走了。最后只剩下一个跟主人较亲近的朋友，看了这种尴尬的场面，就劝他说："你说话前应该先考虑一下，否则说错了，就不容易收回来了。"主人大叫冤枉，急忙解释说："我并不是叫他们走啊！"朋友听了大为光火，说："不是叫他们走，那就是叫我走了。"说完，头也不回地离开了。

　　启示："言者无心，听者有意。"假如言者不够谨慎，没有考虑到听者的立场，就很容易无意中伤害别人，而产生一些不必要的误会。所以说话有技巧，良好的语言沟通能力是促进有效沟通的重要条件。

　　假如沟通是一扇门，那么语言就是这扇门的钥匙，它是沟通不同个体之间的桥梁，是不同的个体心理活动彼此发生影响的最有效的工具。在现实生活中，无论是与家人相处，还是与朋友交往，或是与同事合作，抑或是商务往来，具有良好语言沟通能力的人，总能获得别人的信任和支持，建立和谐稳定的人际关系，赢得生活和事业的成功。同样，在护理工作中，护士恰当的语言不仅能使患者得到心理的满足，保持愉快的心情，还能积极配合治疗。反之，护士不良的语言刺激，会使患者产生紧张、忧郁、恐惧甚至丧失信心，拒绝合作。所以，护士应该掌握良好的语言沟通技巧，才能同患者进行有效的沟通，做好各项护理工作。

第一节　语言沟通概述

　　语言沟通是人际间交流最常见、最重要的形式，它迅速、灵活、丰富、传神，在沟通中占有重要的地位。

一、语言沟通的性质及功能

（一）语言沟通的性质

语言是人际沟通和交往的重要载体，是维系人际关系的纽带。人类借助语言进行思想和情感的交流，以达到相互了解，协调关系。

语言沟通（Verbal Communication）就是人们运用语言来表情达意的社会活动，是一种以交流信息为基本功能的沟通行为。它分为表达和领会两个方面，前者如说话和写作，后者如听话和阅读。表达不清或理解不了，就达不到语言沟通的目的。

案例在线

　　某一妇女去看病，她请求医生要做心电图，医生在写病历卡，头也没抬，就说了一句话"你来得太晚了"。这名妇女回去后，茶饭不思，夜不能寐。老公问怎么回事，她大哭起来："医生说我得了重病，说我来看得晚了。"老公就安慰道："你别紧张啊，明天我去问问医生，到底是什么病，有病我们还得去看一看，别急。"第二天她和老公又去找到那位医生，医生想了好久，后来终于回忆起来了，他解释说："我那天说你来的时候已经晚了是指心电图医生下班了。"所以，语言沟通时不在于一个人想的是什么，而在于说的是什么，如果在沟通时表达不清就容易造成误解。

语言沟通常见形式有口语沟通（有声语言沟通）和书面语沟通（无声语言沟通）。口语沟通包括交谈、讲课、演讲等，书面语沟通包括书信、记录、书籍等。

（二）语言沟通的功能

1. 和谐人际关系　常言道："甜言美语三冬暖，恶语伤人六月寒。"良好的语言沟通，能有效调节人与人之间的关系，深化人与人之间的感情，创造和谐的人际关系。护士与患者进行一次亲切愉快的交谈，就能给对方安慰和信任，调动其战胜疾病的信心和勇气，建立良好的护患关系。

2. 获得信息情报　在人际沟通活动中，个体之间通过交谈、讨论、授课、演讲等语言沟通形式获取信息情报。有专家分析研究，现代科技人员的专业知识，有50% ~ 80%是从与朋友、同行、老师的聊天、讨论和聚会中获得的。医护人员也是通过语言沟通获得患者的有关病情资料，并由此做出相应的医护诊断和医护处理。

3. 参与社会活动　语言沟通能提供有关知识，帮助人们从事社会活动，加强社会联系和强化社会意识，如学生的课堂学习、演讲比赛等。

4. 提高职业素质　语言沟通能促进人们的智力发展，培养其思想品德，提高其在人生各个阶段的基本素质和能力。从整体护理的实践来看，护士需与人沟通的时间约占其工作时间的 70%，用于分析、处理问题的时间仅占 30%。因此，护士不仅需要专业知识和技能，而且更需要与他人沟通的基本知识、能力和技巧。

知识拓展

> 英国作家萧伯纳曾经打过一个很好的比方，他说：假如你有一个苹果，我有一个苹果，彼此交换后，我们每人都只还是一个苹果。但是，如果你有一种思想，我有一种思想，那么，彼此交换之后，我们每个人都有两种思想。甚至，两种思想发生碰撞，还可以产生出两种思想之外的其他思想。

二、语言沟通的原则

（一）道德性原则

语言沟通要注意有所为有所不为。什么时间说什么话，什么话应当在什么时候说，都要有讲究。当说的时候不说，往往坐失良机；不当说的时候乱说，达不到交际的效果，甚至会带来负面作用。比如，不负责任地谈论他人是非，热衷于东家长、西家短，往往会引起纠纷矛盾，导致人际关系紧张。所以语言沟通时保守秘密是很重要的条件，我们应该做到不主动打听与沟通无关的隐私，对已了解的隐私不擅自泄露给无关人员。

（二）通俗性原则

语言沟通中所用的词语应该通俗易懂，根据对方的认知水平和接受能力，可以采用形象生动的语言，浅显贴切的比喻，让对方易于理解。如果对方在理解词义上就需要花费大量精力，那么沟通就很难进行了。尤其是护士在与患者进行沟通时，注意使用患者熟悉、易懂的语言，应避免使用医学术语。比如，患者出院时，指导其回家服药，你不能说"这个药是 bid"，如果患者不是学医的，她根本就不懂"bid"是什么意思，应该说"这个药每天服用两次，早晚各一次"。

（三）科学性原则

科学性主要体现在准确、简洁、严谨等方面。所谓准确，就是要观点明确、表意清晰，不要模棱两可、含糊不清。语言还要简洁，不重复，不啰嗦，不拖泥带水。另外，要讲究语言的严谨性。在没有实验或足够的证据证明以前，只是猜测和推测地描述一些观点，一定要用上"我们猜测，我们推测，可能……"这些字眼，不要为了引起对方的高度重视而歪曲事实，更不要危言耸听。

　　观察上消化道出血的患者，护士在交班报告中这样描述："未见黑粪。""未见"回避了到底是"有"还是"没有"的准确提法，但这并不影响其科学性。因为肉眼看不见黑粪，并不能排除消化道出血，只能通过粪潜血试验才能准确地诊断。因此，如果简单地说"没有"，反而显得武断，甚至延误病情。

（四）情感性原则

　　"感人心者，莫先乎情"，语言始终伴随着情感。不管你的地位和水平有多高，也不管是对什么人说话，都不能讽刺挖苦，或是流露出轻蔑，摆出高人一等的姿态，因为这样就会遭到对方心理上的反抗，语言沟通就会中断。所以，与人交流的时候，应力求语言文雅、语音温柔、讲话亲切、态度谦和。如：护士在给患者打针的时候，不能冷冰冰地对患者说："二床，打针了，赶紧把裤子脱下来。"而是应该这样说："二床，刘奶奶，现在我要帮您打针了，请您配合一下好吗？您看您是要坐着打还是躺在床上打呢？"

（五）委婉性原则

　　指人们为了使对方更容易接受自己的意见，以婉转、含蓄的方式表达语义。这样使人更乐意接受，听后比较轻松愉快。比如别人求你办件事，你回答说"办不到"会引起不快，如果说"对不起，这件事目前恐怕难以办到，今后再说吧，我替你留意着"，这样委婉的方式，明显让对方更容易接受。委婉的表达一般常见于两种情况：一是当存在一些因为不方便、不忍心或不雅观等原因而不能直说的事和物时，需要委婉地表达本意。比如，在餐厅中人们谈到上厕所，一般都用"洗手间"来替代"厕所"这一概念。护士面对下肢残疾的患者，不能说"瘸子"，应该说"腿脚不便"等。二是当存在接受正确意见的情感障碍时，可以用没有棱角的软化语言来推动正确意见被接受的过程。比如用某些语气词"吗、吧、啊、嘛"等来软化语气。

　　有位患者家属出于治愈心切，多方打听了很多偏方，然后不断对护士建议说："听说这种治疗方法很有效。"护士甲一听就急了，责备道："你瞎说什么，真是一窍不通，医生还没有你懂得多？"而护士乙却是这样回答的："你说的方法我们医院以前没有做过，也许你说的方法有效，这样吧，我替你转告医生，你别着急，会有办法的。"同样是否定，但是，一个"我替你转告医生"，像是接受了对方的意见，委婉多了。其实患者家属心里明白，医务工作者未必认同他的建议，但是保全了患者家属的面子，避免了护患之间的矛盾。

（六）严肃性原则

我们在家人、朋友面前可以不需考虑而随心所欲地表达出个人的愿望观点，但在正式环境进行语言沟通时就必须注意采用适合的修辞、语法与发音等，语言表达要具有一定的严肃性，使人感觉到端庄、大方、高雅。如果说话声调过于抑扬顿挫或者很随便，或肢体语言过多且矫揉造作，都会给人以不严肃的感觉，致使对方产生不信任感。比如滥用一些"嘿""哇噻""帅呆了""酷毙了""上帝啊""好好玩哟"等词汇，语言表达嗲声嗲气，就缺乏了正式语言沟通的严肃性。

（七）幽默性原则

幽默风趣的语言具有较强的吸引力和感染力，能使人感到轻松愉快。适当地制造幽默，可以活跃沟通的气氛，使沟通的效果更趋完美。幽默还有助于缓解紧张的气氛、摆脱尴尬的境地、加深沟通双方的情感。具有幽默感的人，在日常生活中都有比较好的人缘，它可在短期内缩短人际交往的距离，赢得对方的好感和信赖，但要注意谨防只顾逗乐，忘了主题，切不可低级庸俗，也不能取笑别人。

案例在线

有一位著名的钢琴家去一个大城市演奏，当他走上舞台才发现，台下观众席有一半以上是空位。钢琴家当时心里很是失望，但今晚他是主角，只有在愉快的心情下演奏才能发挥出真正的水平。于是他很快调整了情绪，恢复了自信，走向舞台的脚灯对观众说："这个城市一定很有钱。我看到你们每个人都买了两三个座位票。"音乐厅里响起一片笑声，正是幽默改变了他的处境。为数不多的观众立刻对这位钢琴家产生了好感，聚精会神地欣赏他美妙的钢琴演奏。

第二节　交谈

西方有句谚语："眼睛可以容纳一个美丽的世界，而嘴巴则能描绘一个精彩的世界。"人们需要使用语言与他人交流、合作，而交谈则是语言沟通的重要方式。通过交谈可以加深情感，增进友谊；通过交谈可以提供信息，获得帮助；通过交谈还可以发现问题，解决问题。所以，我们每个人都应该很好地利用交谈这一沟通渠道来丰富自己的生活，成就自己的事业。

一、交谈概述

（一）交谈含义

交谈是交谈双方（或多方）以对话的方式，进行思想、情感、观点、信息交流的活动过程。交谈是人际间最直接、最广泛、最简便的言语交往方式。在医疗工作中，交谈是医护人员工作的基本内容之一。比如，护士提问题，患者回答询问，或者护士主动向患者介绍某些情况，都是交谈。交谈不一定是面对面的，电话交谈、网络聊天等都是交谈。

（二）交谈的特点

1. 目的性　任何交谈，都是为了解决某个问题而进行的，都有明确的目的性。比如，对患者进行健康知识教育的交谈，会把话题固定在与健康有关的内容上；在进行心理咨询的交谈中，会围绕着困扰来访者的心理问题展开谈话。

2. 互动性　交谈是一种交流思想、交换信息的双向沟通活动，交谈的双方都要参与，相互影响，具有互动性。交谈往往处于多项信息传递活动中，说与听需相互配合，才能保证交谈的进行。所以，作为说话的一方不能滔滔不绝地说个没完，要给对方讲话的机会。听话时要尽量让对方把话说完，不要轻易打断别人或抢接他人的话题，也不要心不在焉、东张西望。

3. 随机性　交谈是一种受限最少的沟通方式，所以具有很大的随机性。只要交谈双方愿意，它不受任何时间、场地的限制，也不受身份、地位、文化程度的制约，双方可以随时随地地交谈，并且交谈的内容可以自由选择，不用做特殊的准备。

4. 口语化　交谈时说的话一般不作刻意的修饰，也不拘泥于文字和句子的结构，随想随说，通俗易懂，朴素自然，有自然明快的口语特征。如果在交谈中一味咬文嚼字，堆砌辞藻，那就容易使交谈变得枯燥无味，让人倒胃，达不到交流效果。

案例在线

　　有个秀才去买柴，他对卖柴的人说："荷薪者过来。"卖柴的人听不懂"荷薪者"（担柴的人）三个字，但他听懂了"过来"两个字，于是把柴担到秀才面前。秀才问他："其价如何?"卖柴的人听不太懂这句话，但他听懂了"价"这个字，于是就告诉秀才价钱。秀才接着说："外实而内虚，烟多而焰少，请损之（木柴的外表是干的，里面是湿的，燃烧时会浓烟多，火焰少，请减些价钱吧）。"卖柴的人听不懂秀才说什么，于是担着柴就走了。

二、有效交谈技巧

每一个人与别人交谈的目的和要求都不同，而表达自己及领会他人意思的本领也因人而异。不擅长与人们交谈，不仅达不到良好的目的，还常常容易引起纠纷或误会。因此，要想使双方交谈能够顺利进行，必须依赖一些有效的技巧。

（一）倾听

倾听是指交谈者全神贯注地接收和感受对方在交谈时发出的全部信息（包括语言和非语言的），对信息全面理解并做出积极反应的过程。

不同的人同时听一个人讲话，有人可能有"听君一席话，胜读十年书"之感，受益匪浅，也有人可能略知其意，而有的人则听而不闻，闻而茫然。卡耐基说："如果你想成为一个谈话高手，必须首先是一个能专心听讲的人。"

倾听在交谈中占有十分重要的地位。一方面，善于倾听才能完全接收信息，才能真正听出"话外之音、言外之意"，理解对方的意图。也就是说，只有当一个人倾听越投入，其判断力和说服力才会越强；另一方面，善于倾听的人，可使对方产生一种被信任、被接受、被尊重和被理解的感觉，可以使对方尽情倾诉、解除烦恼，因而在感情上更容易进一步沟通。因此，在交谈过程中应培养自己善于倾听的技能，并恰如其分地运用倾听技巧。

1. 充分准备　第一，时间充足，估计交谈所需要的时间，以便有足够的耐心听取诉说；第二，尽量排除外界干扰因素，如关掉手机、电视、电脑等，收拾好散乱的物品，以便集中注意力。

2. 保持距离　一般认为 1～2 米为好，太远或太近，双方都会感到未曾受注意。

3. 全神贯注　采取放松、舒适的姿势，身体稍向对方倾斜，始终将注意力集中于说话者，与对方保持目光交流，不要坐立不安、东张西望、哈欠连天等。

4. 适时反馈　要使说话者感到你在听，需要及时回应对方。可以通过非语言的方式，比如适宜地点头、微笑和手势等。还可以通过适度的言语进行回应，如轻声地说"嗯""是""哦"等，或者"好""我也这样认为的""不错"，以及适时发问，"后来呢"，表示你接受对方所述内容，并希望他能继续说下去。

5. 耐心倾听　在别人没有述说完的时候，要耐心去倾听，将对方的话语听完，以便全面完整地了解情况。避免随便打断对方的讲话，实在需要时，可委婉地用商量的口气问一声"请允许我打断一下"或"请等等，让我插一句"，应注意方式和技巧。同时要控制自己的情绪，不要急于做出个人的判断和评论。

> **案例在线**

> 　　美国知名主持人林克莱特一天访问一名小朋友，问他说："你长大后想要当什么呀？"小朋友天真地回答："嗯……我要当飞机的驾驶员！"林克莱特接着问："如果有一天，你的飞机飞到太平洋上空，所有引擎都熄火了，你会怎么办？"小朋友想了想："我会先告诉坐在飞机上的人绑好安全带，然后我挂上我的降落伞跳出去。"当在现场的观众笑得东倒西歪时，林克莱特继续注视着这孩子，想看他是不是自作聪明的家伙。没想到，接着孩子的两行热泪夺眶而出，这才使得林克莱特发觉这孩子的悲悯之情远非笔墨所能形容。于是林克莱特问他说："为什么要这么做？"小孩的答案透露出一个孩子真挚的想法："我要去拿燃料，我还要回来！"
> 　　你听到别人说话时，真的听懂他说的意思吗？如果不懂，就请听别人说完吧，这就是"听的艺术"：1. 听话不要听一半。2. 不要把自己的意思投射到别人所说的话上面。

6. 善于观察 俗话说："听话听声，锣鼓听音。"对于交谈中有意拐弯抹角或者委婉含蓄的话，要注意观察对方的非语言行为，以判断其言外之意，了解其中的庐山真面目。

（二）核实

核实是指交谈者在倾听过程中，为了验证自己的理解是否准确所采用的交谈技巧。核实是一种反馈机制，可以使对方知道自己的讲话被认真听取，并且很受重视。

核实的具体方法有：

1. 重复 指把对方的话重复叙说一遍，要注意重点复述关键内容，并不加任何判断。比如，患者说："我感到很冷。"医护人员可以用关心的目光看着对方说："你感到很冷，是吗？我给你把被子盖好。"患者会因为医护人员听到了所说的话并理解了自己的感受而感到安慰。

2. 改述 指把对方的话改用不同的说法叙述出来，但意思不变，或将对方的言外之意说出来。例如，患者到医院看病对医生说："最近工作很忙，我觉得很累。"医生可改述为："你是说最近感到疲劳是因为工作繁忙，对吗？让我再看看有没有别的原因。"在运用这种技巧时，如果能在对方的语言之前适当地加上"我听到你刚才说……""根据我的理解，你的意思是……"等开头语，能帮助交谈者移情入境，增强交谈效果。

3. 澄清 指将对方一些模棱两可、含糊不清或不够完整的陈述讲清楚，以求得更具体、更明确的信息。可以用以下言语来引导"我不完全了解你所说的意思，能否告诉我……""根据我的理解，你的意思是不是这样……"

实际上，有一些常用的字或词往往需要澄清，因为它们不是对每一个人都具有同样的意义。比如，大、小、一些、许多、很少、多数、经常等。比如，有人说："我每天抽少量烟。"你可说："请你告诉我你每天抽几支烟？抽了多少年了？"

通过澄清，可以帮助交谈者弄清对方最重要的关键问题是什么，以便下一步工作时集中精力先解决关键问题。

（三）提问

提问不仅是收集信息和核实信息的手段，还可以使交谈顺利展开或进行。

1. 提问类型 从问题的特点来看，提问有封闭式提问和开放式提问两种。①封闭式提问：即限制性提问或有方向性提问，将对方的应答限制在特定范围内，回答问题的选择性很小，甚至用简单的"是""不是""有""没有"就能回答。封闭式提问可以让对方直接坦率地回答，能迅速获得所需要的和有价值的信息，节省时间。但是对方回答问题的自由空间小，没有充分解释自己想法和释放情感的机会，不利于交谈的深入发展。②开放式提问：所提的问题回答范围没有限制，对方可以开阔思路，充分说出自己的观点、意见、想法和感觉，常用"为什么""怎么""什么"等提问词语。开放式提问可以更多地了解对方的想法、情感与行为，有利于进一步发展谈话，但是需要的时间较长，容易偏离主题（表3-1）。

表3-1 封闭式提问转换为开放式提问举例

封闭式提问		开放式提问
您是这里痛吗	→	您哪里不舒服
您喜欢所学的专业吗		您对所学的专业有什么认识
您还有问题吗		您有什么问题

以上两类提问方式在交谈中作用都很大，根据具体情况采用适合的方式。一般情况下，初次见面，在交谈刚刚开始的时候气氛可能比较紧张、拘束，这时如果谈话以开放式提问开始，容易冷场，所以多选用封闭式提问。例如："吃了吗？""下班啦？""多大了？""身体好吗？"这样，就可以初步了解对方的一般情况。与对方比较熟悉以后就可以问一些"你对我们的工作有何意见"等开放性问题了。但在某些交谈中，却常常以开放性问题为主要提问方式。比如，在面试求职时，开放性问题是很奏效的，大多数招聘人员认为这样的问题能获得更多的信息，并能更好地评估求职者的技能和态度。

2. 提问原则 ①温暖性原则：提问也可以说是询问，不应是冰冷的，突如其来的。如果你提的问题对方一时回答不上来，或不愿回答，不宜生硬地追问，要善于调换话题。如果对方仅仅是因为羞怯而不爱谈话，你就应先问点无关的事，比如问问他工作或学习的情况，等气氛缓和了，再把话题导入正轨。②开放式原则：即提问题目是敞开的，可由他人根据实际情况自由回答。如："你今天感觉怎么样？"而不该诱导式提问，如："你今天感觉好多了吧？"这样很难听到对方的真实情况，因为对方可能会迎合你的心意而不说真情。③中心性原则：提问应围绕交谈的主要目的来进行。如果询问太多，杂乱无章，东一句，西一句，使他人思路繁杂，难以准备。比如，有人询问对方："你是什么地方人？""你工资多少？""你女儿有男朋友吗？"……连珠炮似的发问，问得人难以招架，惹人讨厌。所以不宜张口就问，应从要了解的情况中选出最主要的情节问起。

案例在线

> 有一位记者到北京一家精神病院采访，他同一位快要康复的女患者交谈。原定的问题是："你是什么时候得的精神病啊？"这位记者在采访时突然觉得这样问可能会对对方有一定的刺激，因此临时改为："您在医院住多久了？""住院前觉得怎么不好呢？"一下子，那位原来是小学教师的患者便感到这位记者可亲可信。

（四）阐释

阐释即阐述观点、进行解释，是以对方的陈述为依据，提出一些新的看法和解释，以帮助对方更好地面对或处理自己所遇问题的交谈技巧。

比如，有个学生因为失眠来向老师求助："现在一想起睡觉，就紧张，怕自己失眠。越怕睡不着就越不能入睡。"老师说："越急就越不能入睡，这是情绪对睡眠的干扰作用。心理学认为，任何失眠都是情绪性的，都是情绪干扰的结果，毫无例外。但不知你最初不能入睡时是什么情绪干扰，你愿意谈一谈吗？"

阐释通常适用于在交谈对象存在疑惑不解的问题时，为了排除对方的内心疑虑，需要做出相应的解释，并且提出指导和建议。俗话说："当局者迷，旁观者清。"阐释可以帮助对方从另一角度去了解和认识自己及周围事物，重新认识问题。我们应该注意，在阐述观点和看法时，要根据对方的综合文化素质，用简明扼要、通俗易懂的话语告诉对方，给出具体指导方案，使对方明确现阶段如何做，怎样做。另外要尽量用委婉的语气表明观点和态度，比如可用这样的语言以求对方的反应："我这样做对吗？""我的看法是……不知对不对？"总之，整个阐释过程要使对方感受到关怀和尊重。

（五）申辩

交谈中常常需要进行自我辩解，来澄清自己的观点和态度，这就是申辩。

在申辩时需要注意方式方法：

1. 使用"我"来叙述 用"我想……""我认为……"等直接的形式，把你的感情、需要和愿望告诉他人。承认你的话来自亲身的体验，才能更有说服力。

2. 坦率地与人交谈 说话时应该尽可能做到有话要直接告诉当事人，不要心里有话而口里不说，也不要当面不说背后去说，背后的抱怨不会被看成是自我辩解。

3. 使用必要的重复 平静而清楚地重复你阐述的观点，表示你有自我辩解的信心。有时你简略地提及你的观点，人们不会一下子就理解它，这就有必要重复一下，把它阐述得更明白。

4. 敢于说"不" 交谈中我们不可能事事都顺从对方，有时对方提出了不合理或不正当的要求，我们必须加以拒绝，进行自我申辩。

总之，在交谈中必要的申辩可以使他人明白自己的态度和观点，目的是通过语言表示自我尊重，也表示对他人的尊重。但注意不要申辩过度，一方面可能会激化对方情绪，另外也会使他人觉得你很"固执"。所以用恰当的方法进行申辩是取得良好交谈效果的技巧之一。

（六）沉默

沉默是指交谈时倾听者对讲话者的沟通在一定时间内不作语言回应的一种交谈技巧。在交谈过程中，不要以为所有的时间都必须说话，沉默本身也是一种信息交流，是超越语言力量的一种沟通方式，即所谓"此时无声胜有声"。因此，恰到好处地运用沉默，可以促进沟通。

沉默可以表达接受、关注和同情。比如对方因受到打击而情绪激动得哭泣时，就可以保持沉默并配合眼神、触摸等非语言方式，让对方宣泄一下自己内心的苦闷，感到对自己情感的理解；沉默也可以表达委婉的否认和拒绝，弱化过激语言与行为。比如，当我们在交谈时面对一位个性强、语言偏激的对象时，为了化解紧张气氛，可以以沉默待之，效果会更好；沉默还可以给予对方时间考虑自己的想法和回顾所需要的信息或资料，也让自己有时间去梳理和调整思绪，组织进一步的交谈内容和方向。

尽管沉默有一定的积极作用，但如果不分场合时机滥用沉默，结果往往会事与愿违，会使交谈双方感情分离，使交谈无法进行。

案例在线

美国大发明家爱迪生发明了自动发报机之后，他想卖掉这项发明及制造技术，然后建造一个实验室。因为不熟悉市场行情，不知道能卖多少钱，爱迪生便与夫人米娜商量。米娜也不知道这项技术究竟值多少钱，她一咬牙，发狠心地说："要两万美元吧，你想想看，一个实验室建造下来，至少要两万美元。"爱迪生笑着说"两万美元，太多了吧？"米娜见爱迪生一副犹豫不决的样子，说："要不然，你卖时先套商人的口气，让他出个价，再说。"当时，爱迪生已经是一位小有名气的发明家了。美国一位商人听说这件事，愿意买下爱迪生的自动发报机发明制造技术。在商谈时，这位商人问到价钱。因为爱迪生一直认为要两万美元太高了，不好意思说出口，当时他的夫人米娜上班没有回来，爱迪生甚至想等到米娜回来再说。最后商人终于耐不住了，说："那我先开个价吧，10万美元，怎么样？"这个价格非常出乎爱迪生的意料，他心中大喜，当场不假思索地和商人拍板成交。后来爱迪生对他妻子米娜开玩笑说："没想到沉默了一会儿就赚了8万美元。"

（七）共情

共情是指能深入对方的精神境界，就如同那是你自己的精神境界一样，从对方的观念体系出发，设身处地地体验对方的内心世界，并以语言准确地表达对对方内心体验的理解。

比如，一位即将出国留学的女学生对同学说："我马上要去国外留学，我从未离开过父母，在国内又有很多好朋友，可现在一下子走这么远，人生地疏，真不知道出去后会怎么样？"如果有同学说："出国是好事呀，有什么好苦恼的""我们每个人总有一天要独立的，这没什么了不起的。"这会让对方感到没能理解自己的茫然和担忧，不会再向你诉说。但如果这样来说："你以前没有独立生活过，现在一下子要出国，在异国他乡独立生活，是很不容易的，我能理解你的这种不踏实。"这样对方会感到被理解、尊重和接纳，就愿意进一步向你敞开心扉了。

如何做到共情呢？首先，学会换位思考。能从对方角度为对方的行为寻找合理性，以最大限度地理解对方。我们容易出现错误，是站在自己的立场去揣摩对方，将自己的判断视为理所当然。其次，学会倾听。倾听能全身心地聆听对方的表达，不仅指听取其口语表达的内容，还包括观察非语言的行为，如动作、表情、语音语调等。不仅如此，还需要有适当的反应，表示听了并且听懂了。最后，表达尊重。尊重包括：①尊重对方的个性及能力而不是凭自己的感情用事。②接纳对方的信念和所做出的选择或决定，而不是评论或试图替其做决定。③善意理解对方的观点及行为，而不是简单采取排斥的态度。④以尊重并且恭敬的态度表达自己与对方不同的观点。⑤不做价值判断，尊重对方的选择。只有真正从内心深处接纳了别人，接纳了别人的存在，尊重了另外一个人，别人才能深刻地感受到真实的温暖、尊重和关怀，而不会在意你用的是什么样的词汇。

（八）鼓励

在交谈过程中，运用适当的鼓励，可增强对方的信心，建立有效沟通。鼓励的方式可以是点头、微笑等非语言方式，也可以是鼓励性的语言方式，比如"相信你做得到，你一定会做到""挫折其实就是迈向成功所应缴的学费"。

当对方表现出缺乏自信的时候，我们给予鼓励会促进沟通效果。比如，有个男同学说"我个子不是很高，找对象比较困难"。如果你实话实说"对，你的确是蛮矮的"，会增加对方的挫败感。如果言不由衷地说"不不不，你挺高的"，又会让对方觉得你虚情假意。而这时的鼓励应该是对方最需要的，"其实每个人的魅力各有不同，男人的魅力并不一定在身高"。

在护患沟通中，适时鼓励对患者是一种心理支持，有助于提高患者战胜疾病的信心。比如，护士可以说："根据你现在的情况，你要注意饮食，能吃的话就要多吃些，晚上要睡好觉，既来到医院，你就尽可放心。"而如果换一种方式，说"你的病看来很重，不一定能治好，你要有思想准备"或者"你的病我们这里没办法，你再到别处治治吧"，会使患者失去信心，加速疾病的恶化。

第三节　书面语言沟通

随着人类社会的发展，人类语言中出现了文字，它弥补了口头语言沟通的缺陷，为人与人之间的信息交流开辟了一条新的途径，这就是书面语言沟通。书面语言沟通不仅能使个人获得他人的知识经验，而且扩大了人们交流的范围，还能帮助人们更全面地了解和认识世界。

一、书面语言沟通概述

（一）书面语言沟通的含义

书面语言沟通是指通过文字或图形符号表达和传递思想情感的沟通方式，是对口头语言沟通的标注和记录，是口头语言沟通由"可听性"向"可视性"的延伸和扩大。书面语言沟通通过书写传递信息，通过阅读接受信息，不受时空限制，具有很强的准确性，便于保存、查对，是人际沟通中较为正式的形式，可以在很大程度上弥补口头语言沟通的不足。

（二）书面语言沟通的作用

1. 信息贮存与交流 通过书面语言可以保证各类信息正确、完整、清晰地贮存起来。同时书面语言又突破了时空条件的限制，可以在更大程度上扩大语言作为人际沟通工具的能力，可以实现信息的多向传递，在更大范围内和更长时间内交流沟通。比如，几千年后的今天，我们可从先人们留下的著作中，吸取丰富的知识营养，感受他们的精神世界。

2. 考核与评价 各种书面文字资料可以清晰全面地展现书写者的思维过程、学习工作态度和方法以及研究成果等，集中反映了书写者的专业能力和专业水平，是考核评价对方的基本资料和依据。比如，期末考试试卷就是对学生一学期所掌握知识程度的测评方法之一。

3. 教育与教学 在教学中，教师可以利用从书籍、论文、文件、报纸等书面文字中获得的相关资料，丰富教学内容，深入浅出、生动形象地讲解专业知识和技术，实现理论与实践相结合，激发学生的学习兴趣。学生也可以翻阅相关的课外图书和文献，辅助理解所学内容，甚至可以学到许多在课堂上学不到的知识经验。

4. 专业研究 历史上有很多的科学家、思想家、文学家将他们的科学成果、哲学思想、对人生的体验，用文字的形式予以表达，并被长期保存下来，可以供我们反复阅读、研究及查证，对推动学术交流、促进各类科学的发展有着重要作用。

5. 司法凭证 由于书面语言可以较好地记录当时的沟通情况并能理想地保存下来，不易失真，因而容易发展成为正式文件，甚至具有法律效力。如护理病历、记录等护理文书，就可以作为司法的证明文件，尤其是在发生医疗事故和纠纷时，原始的护理文件资料就是法律认可的客观证据和证明。

（三）书面语言沟通的原则

1. 书写目的明确 书写者必须明确自己如何展开文字内容，需要传达什么信息、将信息传达给谁以及希望获得怎样的结果。

2. 信息准确完整 书面语言沟通要求写出的文字材料要真实可靠，观点要准确无误，语言要恰如其分，不能凭想象、猜测去书写。尤其要明了书写的意图，准确传递想要传递的信息，完整地表达想要表达的思想观点。因此，在书写时必须反复检查、思考，不断填补重要的事项。

3. 书写格式清晰 书面语言沟通的文字表达应该力求清晰，做到字迹清楚，字体端正，表格整洁，没有涂改。清晰的文章不仅能引起读者的兴趣，更重要的是能使读者正确领会书写者的观点、思想和含义。

4. 内容表达简洁 要求书写文字精练、流畅，文章要言简意赅、重点突出，既不啰嗦、累赘，又不让人猜疑、费解。可以通过排序的方法，把不太重要的事项删除，也可以进行总结，把琐碎的、没有太大价值的文字精简掉。

二、书面语言沟通在护理中的应用

书面语言沟通是护理工作中不可缺少的重要沟通方式，护士借助书面语言的沟通手段，可以有效地收集患者的相关资料，确定护理诊断，制订护理计划，并完成有关医疗文件的整理工作。同时，书面语言沟通也有助于建立良好的护患关系、医护关系等。

（一）护理书面语言沟通的应用范围

1. 体温单 体温单除记录患者的体温外还记录其脉搏、呼吸、血压以及出入院、手术等情况，可以说它是一份反映患者主要情况的综合记录单。护士每次为患者测量完后，都要按规定的符号和格式记录在体温单上，为医生诊断和治疗提供信息和依据。

案例在线

一位住院患者因故外出，没有向护士请假，当班护士忘记在体温单上注明患者的外出时间，事后为了应付，凭想象记录了患者的体温。不巧这位患者在外出时突然病情恶化，经抢救无效而死亡。患者家属为此与医院打官司，结果医院败诉。

2. 医嘱单 医嘱单是医生根据患者病情的需要，拟定治疗、检查等计划的书面嘱咐，是医生诊断、治疗方案的记录，也是护士执行治疗措施的依据。同时，医嘱单也是处理医疗纠纷的重要依据，医护人员要以严肃认真的态度，一丝不苟地进行填写。

3. 病室交班报告 是值班护士针对值班期间病室情况及患者病情动态变化等书写的工作记录和交班的主要内容，也是向下一班护士交代的工作重点。内容主要是患者出入院情况，重点观察对象的病情变化，所采取的治疗护理措施的效果等。

4. 特别护理记录单 是护士对危重、手术及特殊治疗的患者在住院期间的病情动态及护理过程的客观记录。它是反映病情的原始资料，可为诊断、治疗和护理提供依据，以便及时、全面地掌握患者情况，观察治疗或抢救效果。

知识拓展

医嘱是护士对患者实施诊断和治疗措施的依据，具有法律效应。通常护士对医生的医嘱应严格执行，不得随意更改医嘱或无故不执行医嘱。但如果护士在执行医嘱过程中发现了问题，就有权拒绝执行，并及时向医生说明。若医生仍要求执行，则由此产生的一切不良后果，护士将不负任何法律责任。假如护士对任何医嘱机械执行，结果造成患者致残或致死要负法律责任。因此，护士在执行医嘱时，要严肃、严格并科学地执行。

5. 护理病历　护理病历内容包括有关患者的健康资料、护理诊断、护理目标、护理措施、护理记录和效果评价、出院小结及出院指导等。护理病历应反映出护理程序的每个环节，记录护士对患者实施身心整体护理的全过程。

6. 护理论文　是以说明和议论为主要表达方式，以护理学科及相关学科的理论为指导，经过科研设计、实验、观察，取得第一手资料，再经归纳分析及必要的统计学处理而撰写成护理科研学术作品。

7. 其他　如用于健康宣教的黑板报和宣传栏，医院、科室的护理规章制度等。

(二) 护理书面语言的写作特点

1. 真实性　护士作记录时必须经过自己实地观察、监测、分析，要坚持实事求是的工作态度，客观真实地反映患者的病情变化、治疗效果及护理措施等，绝不能包含任何个人的猜测和想法。用数字或数据表示时更应反复核对，不要随便用"大概""一般""可能"等模棱两可、使人费解的词语。写作学术论文，凡未经查实的数据不应使用，未经验证的材料也不能轻易得出结论。

2. 实用性　护理书面语言沟通是以实用为目的，护理用文写作中的各种文体，如病室交班报告、护理病历等都是为了解决预防疾病、治疗疾病、护理患者和增进人类健康中的实际问题的。

3. 时效性　与患者生命相关的事，都应分秒不差地记录下来，尽量不追记或补记。因为间隔时间长了就容易遗忘而缺乏准确性。因抢救未能及时书写记录时，当班护士在抢救结束后，立刻复查与医生核对无误后，做出完整、详细的记录。

4. 规范性　常言道："不以规矩，无以成方圆。"在长期的临床护理实践中，护理书面语言已有了较为固定的格式，因此，具有约定俗成的规范性。比如，护理文书、表格的设置，大多有通用的格式，具体项目和书写方式都有一定的规范要求，书写时各有一套规范的用语。

5. 简洁性　护理书面语言的目的以临床实用为主，因此，书写应力求确切、简洁，使用医学术语和公认的缩写，避免笼统、含糊不清或过多修辞，不追求语言文字的艺术性，这样方便医护人员快速获取所需信息，节约时间。比如"血液川流不息地在全身奔流"中的"川流不息"这样的具有描绘性和形象性的词语一般不用于护理书面语言中。

6. 伦理性　有些临床护理论文，常涉及具体的患者或志愿者，交流发表时应注意保护他们的隐私，不要损害了他们的声誉。

(三) 护理书面语言写作的常见错误

1. 医学术语使用不当　少数护士在进行书面语言沟通时，不能准确使用医学术语，如在护理记录中出现"咳嗽厉害""吃不下饭""心里难受"等口语或土话。把"体温不升"写成"测不出体温"，把"踝关节扭伤"写成"崴了脚"等不当书写。

2. 乱用简称和符号　护理文件记录中乱用简称和符号的现象时有发生，如把"精神分裂症"写成"精分症"。在数字使用上，如将"2014 年 7 月 2 日"写成"14 年七月 2 日"，多种数字表达方式混用。这些不规范的简称和符号，既容易使护理书面语言混乱，又不便于他人阅读理解，更缺乏参考价值。

3. 用字不规范，页面不整洁　在护理文件书写和论文写作中，较普遍地存在着用字不规范的现象。一些词语省去不该省略的字，如将"观察"写成"观"，"用量"写成"用"。甚至自创简化字，如把"阑尾炎"写成"兰尾炎"，把"年龄"写成"年令"等。还有书写中错别字太多，字迹潦草，书面不整洁，致使他人阅读困难，耗费时间，又容易产生误解。

4. 内容空洞，记录与事实不符　这类问题在护理记录中经常出现。如"患者睡眠差、精神欠佳"，是什么原因引起睡眠差，对患者病情变化及心理状况如何却没有做记录。主要是护理人员工作不深入，观察不仔细，加之业务水平低，对各类患者重点观察什么、记录什么，心中无数，因此，书写护理记录时没有具体内容可写。

5. 重点不突出　观察、记录抓不住主要症状和临床特征，写了一大篇，但不知道主要问题是什么，有时会延误患者的抢救和治疗。比如，一轻度有机磷中毒的患者，步行入科，记录内容为"神志清醒，精神差，自动体位，受压部位皮肤完好……"该患者既然是步行入科，神志清楚，就不会存在被动体位和皮肤受压造成褥疮的问题。有关这方面的记录显然是多余的，而有关中毒的情况才是重点。

6. 缺乏连贯性　在各班次记录时，病情变化记录不充分，前后内容无衔接，缺乏连贯性，看不出病情的趋势和转归，甚至前后自相矛盾，不符合发展规律。

7. 对主诉缺乏分析和检查　如记录"自诉食欲差"，究竟是什么原因引起食欲差，应进一步调查分析和核实后再做相应记录。如有的患者是因为对病情不了解而影响食欲，有的患者是因为要支付高额的住院费用而焦虑得吃不下饭，也有的患者是不习惯医院的环境，出现了适应障碍。

8. 对心理状态观察、记录不够　护理患者时，只注重躯体、局部的病变，而忽略了精神、情绪等心理状态对患者的影响。患者进入医院这一特殊而陌生的环境，容易产生心理压力，再加上远离亲朋好友，内心又容易孤独无助。这些心理状态的变化和家庭社会支持系统的缺乏等都会加重患者的病情。

案例在线

一位黄疸性肝炎患者，刚入院时认为自己的病虽有传染性，但可以治愈，在积极配合医护人员治疗疾病的同时，迫切希望亲朋好友能前来探望自己。但是随着住院时间的延长，却很少有家人或同事来看望，有的甚至拒绝探视，于是患者丧失恢复健康的信心，认为自己得的是不治之症，该患者拒绝打针、吃药，不配合治疗。如果护士在工作中忽略了患者这一心理变化过程，患者的支持系统就不能得到积极地调动，这对患者的康复是极其不利的。

（四）护理书面语言沟通的训练

1. 勤于阅读 要提高写作能力，首先要有广泛而丰富的知识作基础。只有勤于阅读，才能不断提高自己的理论知识和业务能力，并掌握一定的写作方法和技巧，这样就能在临床护理工作中做到观察得法、处理得当、记录得体。否则，遇到较特殊的情况时，就不知道该记什么，怎么记，即使勉强写成，也是内容空洞，发挥不了护理记录应有的作用。因此，护士应养成阅读的习惯，既要阅读专业书籍和写作知识，还应广泛涉猎美学、社会学、心理学等有关学科知识，课余闲暇时间还可翻阅专业期刊、报纸等，不断充实自己的知识结构，提高护理书面语言沟通能力。

2. 勤于积累 要使自己的文字语言符合科学性、规范化，做到语义准确，词能达意，护士应当在勤于阅读的基础上注意知识材料的积累，掌握大量的词汇，如医学术语等。而材料、词汇的积累非一日之功，需要长时间的积累才会有所收获。因此，护士应做积累资料的有心人，善于寻觅对自己有用的资料。

案例在线

> 古时候有个进京赶考的秀才，他走到一个集镇时肚子饿了，买了几个烧饼吃，但吃了六个都没吃饱，只好接着吃第七个。吃完了以后感觉饱了，可是他突然非常后悔，他想，如果早知道吃第七个烧饼就会饱，那为什么浪费前六个烧饼呢？
>
> 启示：秀才费脑筋思考了，但却不懂得循序渐进的道理，更不懂得做任何事情都要遵循事物发展的规律，遵循由量变到质变的积累，而不是一蹴而就。

3. 勤于写作 写作是一种能力，只有通过自己的亲身实践才能提高。写作没有秘诀可寻，唯一的途径就是勤学苦练，当有所发现和收获时就动手写。可在读书报告会、演讲会上进行交流，或者在黑板报上登载。但要注意写好规范的汉字，能正确书写简化汉字，也要恰当地使用标点符号，牢记医学术语等。

4. 勤于思考 护理记录、交班报告、护理病历等不是对患者主诉和临床表现的复制，而是对这些客观事物进行了分析综合、判断推理等的思维过程。只有勤于思考，才能从患者复杂的临床症状和体征中，找出本质性问题，才能对患者情况有全面准确的认识，这样记录和写作的内容才真实可靠。否则，当夜班护士巡视病房时，见原来病情较重的患者，安静地躺在床上，就记录患者"睡眠良好、无特殊病情变化"，那是要出大问题的。总之，护理用文写作，从观察病情、搜集资料，到写出护理记录、病历或论文，每一步骤都需要开动脑筋，勤于思考，才能提高书面沟通的效果。

知识拓展

　　演讲，又称演说、讲演，就是演讲者在特定的时境和公共场合，借助有声语言（为主）和体态语言（为辅）的艺术手段，向众多人就某问题发表意见或阐明事理，从而达到与众人沟通、感动听众并影响其行为的信息交流活动。

　　演讲是口语沟通的特殊类型，具有较强的艺术感染力，与其他口语沟通形式相比有以下几点不同。

　　1. 表现形式不同　演讲最突出的表现是一人对多人，"以一对众"。一般的口语沟通是"一对一"或"几对几"，人员数量相差不多，常常是讨论式的，你一言，我一语，具有很强的互动性。而演说的过程，总是演讲者一人有系统地把自己有准备、有组织的思想观点向众多的听众传播，一般不能够互动。

　　2. 前提目的不同　演讲最明显的前提目的是一个人要影响更多的人，扩大影响范围，而一般口语沟通影响的范围比较局限，只能影响一个人或几个人。另一方面，演讲要预先精心地准备，包括讲话内容、口语形式、语音语调、身体语言、衣着服饰、场地环境等方面，而一般口语沟通的准备则简单，要求不高。

　　3. 信息传递不同　一般口语沟通中，信息发出者和信息接收者可以互换，而演讲则表现出单向性，演说过程始终都是一人说，众人听。其次，信息反馈方式也不同。一般口语沟通的反馈很及时，双方可以直接说出感受、理解或澄清事实。而演讲则表现为演讲者只能靠眼睛观察听众的反应与表情，听众一般不能通过说话来回应演讲者，只能通过体语、动作、表情等反馈信息。因此，在演讲中，演讲者的观察能力很重要，要具有"会看"的技巧能力。

　　马丁·路德·金是美国黑人争取自由、争取平等运动的领导者，1964 年赢得诺贝尔和平奖，1968 年 4 月 4 日被刺身亡。他的"我有一个梦想"成为历史上著名的、不朽的演讲之一。

附表 1　倾听能力测验

一、问卷：你是个善于倾听的人吗？

1. 你喜欢听别人说话吗？
　A. 喜欢，我从别人的谈话中可以得到许多信息
　B. 我不会花太多的时间听人说话，现在很多人说话都是口是心非

C. 我不大关心别人说什么

2. 为了要完整地弄清事情，你是否会广泛地听取各方意见？

   A. 我可没那么好的耐心

   B. 我会尽量多地听取意见

   C. 方便的话，会这样

3. 有人在跟你说话时，你会注视着对方吗？

   A. 会的，我会一直给对方以应有的尊重

   B. 如果话题不感兴趣，我会东张西望，不耐烦的

   C. 我根本就不知道讲话时该看着对方

4. 当别人希望通过谈话来缓解压力时，你会

   A. 尽量鼓励他说下去

   B. 忍不住地要抢话题

   C. 不耐烦地打断他的话

5. 无论说话者是不是你喜欢的人，你都会认真地看着对方

   A. 会的，我觉得这是对人基本的尊重

   B. 对不喜欢不欣赏的人不会这样，我不会有那么好的涵养

   C. 只能保持一会儿这样的状态

6. 当别人的谈话不入你的耳时，你会

   A. 由他去，不理他

   B. 听他讲完后再回敬他

   C. 不耐烦地打断他

7. 当你觉得对方说话比较幼稚时，你会

   A. 毫不客气地打断他

   B. 不答理他

   C. 告诉他比较成熟的观点

8. 当你和比你矮许多的人说话时，你会

   A. 尽量地蹲下来，和对方平视

   B. 仍站着和他居高临下地说话

   C. 看都不看他，直视前方

9. 当对方说讨你喜欢的话时，你会

   A. 理所当然地高兴

   B. 冷静地思考一下此话的真实性

   C. 觉得他真会哄人

10. 你对说话者，不论其话语中不中听，都会分析一下吗？

   A. 能理解就理解，不能理解就算了

   B. 会的，因为人们经常会说一些言不由衷的话

   C. 不用，他说他的，我做我的，否则多累

11. 别人正在跟你说话时，你突然想起要打一个电话，于是你
    A. 告诉对方，你忽然有一个很急的电话要打，请他等待再说
    B. 把对方晾在一边，只顾自己打电话
    C. 打断对方，也不解释什么，拿起电话就打

12. 当对方的谈话中有一些是你听不懂的话时，你会
    A. 能懂就懂，不懂就算
    B. 仔细地询问一下，直到弄明白
    C. 觉得重要的就问，不重要的就算

13. 当对方说话有些犹豫时，你会
    A. 鼓励他别急，耐心地等待他说完
    B. 不耐烦地打断他
    C. 尽量忍耐

14. 当你有听不明白的话时，你是否会重复说话者说过的话，弄明白了再问问题
    A. 干脆什么也不问
    B. 没弄明白就问问题
    C. 会的，这样不会造成误会

15. 当你不是很明白对方意思时，你是不是会把你理解的意思说出来，让他证实
    A. 多想想就是
    B. 按自己的理解方式办事就行
    C. 一般我会跟对方证实一下

二、计分方法

题号	1	2	3	4	5	6	7	8	9	10	11	12	13	14	15	总分
A	3	1	3	3	3	2	1	3	1	2	3	1	3	1	2	
B	2	3	2	2	1	3	2	2	3	3	1	2	1	2	1	
C	1	2	1	1	2	1	3	1	2	1	2	3	2	3	3	

三、评价方法

15 ~ 25 分

粗糙型：你是一个不善于倾听的人，这样的你会只是活在自我中，却难以从别人那儿学到新的知识，得到新的信息。

26 ~ 35 分

马虎型：你是一个很马虎的听众，或者说是一个不怎么合格的听众。你不会完整地听完别人的叙述，也不会思考别人的谈话，你活在很浅的层次，难以进步。试试，尽量把别人的话听完，看看你会有什么意外的收获。

36～45 分

倾听型：你是一个优秀的听者，这会帮你成为一个了不起的人，一个优秀的听者随时都有学习、修炼自己的机会。试想，不要付学费就能学到很多东西，这种好处哪里还会有。

实践活动

一、体会语言沟通

【目标】通过小游戏，体会语言沟通的重要作用，感受自我和他人认知的差异。

【时间】15 分钟。

【准备】准备总人数两倍的 A4 纸。

【步骤】

1. 给每人发一张纸。

2. 依照教师指令操作：

（1）大家闭上眼睛，全过程不许提问题。

（2）把纸对折，再对折，再对折。

（3）把右上角撕下来。

（4）转 180°，把左上角也撕下来。

（5）睁开眼睛，把纸打开，比较纸的形状。

3. 讨论结果。

4. 教师请 4～5 名学生上来，重复上述的指令，不同的是这次学生可以提问题。

5. 讨论结果。

语言沟通要想达到预想的效果，就需要有效的途径和方法，但这并不是绝对的，还依赖于沟通者双方彼此的了解和沟通环境的限制等。

二、角色扮演

【目标】分角色扮演特定情景中的护士与患者，恰当运用交谈技巧，并在小组内交流感受。

【时间】20 分钟。

【准备】

1. 案例 王女士，公司经理，因再生障碍性贫血原因待查入院。住院后情绪低落。

护士："王经理，你今天感觉好些吗？"

患者：（沉默不语）。

护士："出了什么事，能跟我说说吗？"

患者："昨天医生告诉我了，我得的是再生障碍性贫血，听说这个病治不好，所以心里特别乱（眼睛里含着泪）。"

护士："是呀，这病到谁的身上都会产生恐惧心理，要是我可能还不如你坚强，你的确是很不容易的（边说边递上纸巾）。"

患者："听你这么说，我很感动，谢谢你能理解我。这种病不好治是真的吗？"

护士："是的，这种病是不太好治，但是，以前来我们医院就诊的患者，只要及时治疗，坚持治疗，不也有人康复了吗？我也看过一些有关此病治愈的报道。你是个意志坚强的人，能正确对待此病，希望你鼓起勇气，积极配合治疗，相信你一定会痊愈的。我家里有这方面的资料，明天我带来给你看一看。"

患者："谢谢你，跟你说了几句话，我的心情好多了。你真是帮了我的大忙了。"

护士："可别这么说，这是我应该做的。能为你做点儿事，我非常高兴。"

2. 情境提示

（1）患者明天上午将接受胃镜检查，因以前常听别人说胃镜检查很痛苦，所以心里特别紧张，又因为不知道哪位医生给自己做，更是着急，于是，他找到护士。

（2）无人陪护的小男孩想妈妈，而爸爸、妈妈工作很忙，没时间整日陪护他。今天早晨护士来给小男孩打针，小男孩哭了，要找妈妈……护士与之进行了交谈。

【步骤】

1. 将同学分成若干组，每组 4～5 人。

2. 角色分配：护士、患者、观察者。

3. 以小组为单位分角色扮演，并在组内讨论所运用的交谈技巧，交流感受。

4. 每组自选情境，提示中一项内容，讨论、加工、设计具体交谈语言。

5. 以小组为单位分角色扮演，组内讨论交流感受。

6. 每组选派代表总结本组表现和感受，教师综合归纳，让学生加深印象。

三、盲人游戏

【目标】学习和体验语言沟通交流的意义，增进学生之间的信任，体验困难中获得别人帮助时的感受。

【时间】15 分钟。

【准备】

1. 道具 遮光布，无规则障碍物。

2. 场地 教室内。

【步骤】

1. 宣布规则。明眼人指挥"盲人"沿指定路线行进，只准用语言交流，不准搀扶等肢体接触。

2. 教师将参与的学生分成两人一组，一人用遮光布将另一人的眼睛蒙住。

3. 教师指定行走路线，开始游戏。教师和其他学生负责监督路线正确性和是否有肢体接触等犯规情况，并负责安全事宜。

4. 明眼人和"盲人"交换角色，仍按固定路线行进。

5. 游戏结束，教师号召学生讨论感受。

讨论：

（1）你在盲行的时候有什么样的感觉和希望？

（2）当你扮演明眼人时是怎样帮助盲人的？你都为对方考虑到了什么？

（3）作为观察者，你觉得他们的合作成功吗？成功表现在哪些方面？

四、演讲练习

【目标】通过演讲练习锻炼学生面对听众或患者时的语言表达能力，激发学生的自信。

【时间】30 分钟。

【准备】参加演讲的学生自拟题目，提前写好演讲稿（大约 5 分钟）。

【步骤】

1. 角色分配。演讲者、听众、评委、主持人。

2. 教师扮演主持人，介绍演讲选手。

3. 在班级演讲，评委打分。

4. 演讲结束后，听众互相评议。

5. 教师总结所有演讲者的情况，并现场述评。

五、手抄报

【目标】通过本次实践，使学生锻炼书面语言沟通的能力。

【时间】20 分钟。

【准备】先确定一个主题，比如流行性感冒的防治、大学生冬季保健、饮食卫生等，动手编绘出一份手抄报。

【步骤】

1. 按主题需要收集有关资料，可组织 3~4 篇稿件。

2. 稿子备齐后对版面安排进行整体构思：设计刊名和报头，排版抄写，美化展出。

3. 手抄报编成后可张贴交流，组织讨论评议或进行评奖活动。

复习思考题

一、课后思考

1. 语言沟通的原则有哪些？

2. 作为一名当代护士应具备哪些语言沟通技巧？

3. 总结口头语言与书面语言沟通分别有哪些优缺点。

4. 4~6 名学生组成一小组，每组选出一名组长、一名记录员，到医院的几个病室（或社区卫生服务站）自行选择一位患者进行交流，了解患者的一般情况、病情、治疗、护理、心理状态等。每小组根据交流的情况，体会与患者及患者家属的语言沟通策略，并练习写护理交班报告，掌握护理书面语言沟通的表达方法。

二、案例思考

一位高龄患者因脑出血昏迷经急诊收治入院。三位家人神色慌张地将其抬到护士站，并急切地立即要护士给予输液，当班护士很不高兴地说："没看我这正忙着呢吗？等着！"护士稍后带领家属将患者抬到了病房，又用生硬的口气对家属说："这里不许抽烟，陪住不能睡病房里的空床……"此时，家属突然喊道："你什么服务态度啊……"

1. 请对护士和家属的交谈进行分析和评价，指出影响交谈的错误做法。
2. 根据患者家属的表现，请为护士设计交谈策略。

三、阅读思考

阿维安卡 52 航班的悲剧

仅仅几句话就能决定生与死的命运？1990 年 1 月 25 日恰恰发生了这种事件。那一天，由于阿维安卡 52 航班飞行员与纽约肯尼迪机场航空交通管理员之间的沟通障碍，导致了一场空难事故，机上 73 名人员全部遇难。

1 月 25 日晚 7 点 40 分，阿维安卡 52 航班飞行在南新泽西海岸上空 11277.7 米的高空。机上的油量可以维持近两个小时的航程，在正常情况下飞机降落至纽约肯尼迪机场仅需不到半小时的时间，可以说飞机上的油量足够维持飞机的飞行直至降落。然而，此后发生了一系列耽搁。晚上 8 点整，机场管理人员通知 52 航班，由于严重的交通问题，他们必须在机场上空盘旋待命。晚上 8 点 45 分，52 航班的副驾驶员向肯尼迪机场报告他们的"燃料快用完了"。管理员收到了这一信息，但在晚上 9 点 24 分之前，没有批准飞机降落。在此之前，阿维安卡机组成员再没有向肯尼迪机场传递任何情况十分危急的信息。晚上 9 点 24 分，由于飞行高度太低以及能见度太差，飞机第一次试降失败。当机场指示飞机进行第二次试降时，机组成员再次提醒燃料将要用尽，但飞行员却告诉管理员新分配的跑道"可行"。晚上 9 点 32 分，飞机的两个引擎失灵，1 分钟后，另两个也停止了工作，耗尽燃料的飞机于晚 9 点 34 分坠毁于长岛。

调查人员找到了失事飞机的黑匣子，并与当事的管理员进行了交谈，他们发现导致这场悲剧的原因是沟通的障碍。

首先，飞行员一直说他们"燃料不足"，交通管理员告诉调查者这是飞行员们经常使用的一句话。当时间延误时，管理员认为每架飞机都存在燃料问题。但是，如果飞行员发出"燃料危急"的呼声，管理员有义务优先为其导航，并尽可能迅速地允许其着陆。遗憾的是，52 航班的飞行员从未说过"情况紧急"，所以肯尼迪机场的管理员一直未能理解到飞行员所面对的是真正的困境。

其次，飞行员的语调也并未向管理员传递燃料紧急的严重信息。许多管理员接受过专门的训练，可以在各种情境下捕捉到飞行员声音中极细微的语调变化。尽管机组成员相互之间表现出对燃料问题的极大忧虑，但他们向机场传达信息的语调却是冷静而职业化的。

最后，飞行员的文化、传统以及职业习惯也使飞行员不愿意声明情况紧急。如正式报告紧急情况之后，飞行员需要写出大量的书面汇报；同时，如果发现飞行员在计算飞行油量方面疏忽大意，联邦飞行管理局就会吊销其驾驶执照。这些消极措施极大地阻碍了飞行员发出紧急呼救的信息。在这种情况下，飞行员的专业技能和荣誉感不必要地变成了决定生死命运的赌注。

思考：
1. 分析飞行员与机场航空交通管理员的语言沟通障碍问题。
2. 讨论预防此类悲剧发生的建议措施。

第四章　非语言沟通

　　非语言沟通是相对于语言沟通而言的，是指通过身体动作、体态、语气、语调、空间距离等方式交流信息、进行沟通的过程。人的仪表、服饰、动作、表情等非语言符号都承载一定的信息。在人际沟通中，非语言途径传递的信息量往往超过语言传递的信息量，尤其是感情信息的传递往往是通过信息传递者的一些非语言行为完成的。因而，非语言沟通在沟通中发挥着重要的作用。

案例在线

> **空城计**
>
> 　　我国经典名著《三国演义》中有一个脍炙人口的故事，"空城计"，讲的是"武侯弹琴退仲达"。诸葛亮守着空城，在城楼上镇定自若，笑容可掬，焚香弹琴。司马懿的 15 万大军不战自退。诸葛亮用非语言沟通的技巧传递给司马懿一个信息，吓退了司马懿的 15 万大军而使西城转危为安，由此可见，在非语言信息的传播领域里，可以说是"眉来眼去传情意，举手投足皆语言"。

第一节　非语言沟通概述

知识拓展

> 　　美国口语学者雷蒙德·罗斯认为，在人际沟通中，人们得到的信息总量，只有 35% 是靠语言信息符号传播的，而其余 65% 的信息是靠非语言信息表达的。其中仅面部表情就可传递 65% 中 55% 的信息，为此我们可以得出这样一个公式：
>
> 　　信息传递 = 词语（7%）＋表情（55%）＋声音（38%）

一、非语言沟通的特点

（一）无意识性

正如弗洛伊德所说，没有人可以隐藏秘密，假如他的嘴唇不说话，则他会用指尖说话。例如，一个人与自己不喜欢的人站在一起时，所保持的距离比与自己喜欢的人要远些；一个人有心事，不自觉地就会给人忧心忡忡的感觉。一个人的非言语行为通常是对外界刺激的直接反应，所以非语言沟通基本是无意识的。

（二）情境性

非语言沟通的情境影响非语言符号的含义。在不同的文化中，相同的非语言符号代表的含义可能截然相反。例如：向下伸大拇指，世界上有相当多的国家和地区都使用这一手势，但含义不尽相同。在中国，把大拇指向下，意味着"向下""下面"。在英国、美国、菲律宾，大拇指朝下含有"不能接受""不同意""结束"之义，或表示"对方输了"。墨西哥人、法国人则用这一手势来表示"没用""死了"或"运气差"。在泰国、缅甸、菲律宾、马来西亚、印度尼西亚，拇指向下表示"失败"。在澳大利亚，使用这一手势表示讥笑和嘲讽。在突尼斯，向下伸出大拇指，表示"倒水"或"停止"。

（三）可信性

非语言沟通往往比语言沟通更能够传递信息的真实性。一个人的非语言行为往往是下意识的，是对外界刺激更直接的反应。正如当某人说他毫不畏惧的时候，但他的手却在发抖，那么我们更相信他是在害怕的。英国心理学家阿盖依尔等人的研究表明，当语言信号与非语言信号所代表的意义不一样时，人们相信的是非语言所代表的意义。一个人的语言受理性意识的控制，容易作假，但非语言信息则不同，它大都发自内心深处，很难压抑和掩饰。

（四）共同性

无论任何国家、任何民族，无论任何年龄、性别，都可以用同样的非语言符号来表达同一种情感。例如用微笑表达高兴、愉悦的心情，用哭表达痛苦、悲伤等。

（五）个性化

一个人的肢体语言，同说话人的性格、气质是紧密相关的，爽朗、敏捷的人同内向、稳重的人的手势和表情肯定是有所差异的。每个人都有自己独特的肢体语言，它体现了个性特征，人们时常从一个人的形体表现来解读他的个性。

二、非语言沟通的作用

非语言沟通在人际交往过程中起着重要作用，布尔宾斯特提出非语言沟通具有六大功能，即补充、强调、反驳、重复、规范和替代。它可以用来表达情感、交流思想、传递信息。其具体内容体现在以下几个方面：

（一）补充

非语言信号可以进一步补充说明谈话的内容，在沟通距离较远的时候尤为如此。例如，我们在表示肯定的时候"点头"，在表示否定的时候"摇头"，电视节目主持人在播报地震、洪水等灾难信息时，往往穿黑色衣服，打黑色领带，对表达内心的沉重和压抑起补充作用。

（二）强调

强调是指通过声调、音量、面部表情或者肢体动作等提醒沟通对象注意特定信息。例如，表达愤怒的信息除了语言外，往往还有双目圆睁、呼吸急促、舞动双拳等。强调重点时，往往提前敲一下桌子提醒大家注意。教师在上课时讲到重点内容，用教鞭指着黑板上的字重重敲打，用重音读出黑板上的字，并略停顿，扫视全班，这一过程也是运用非语言信号表达对重点内容的强调。

（三）反驳

这一作用往往体现在语言信号与非语言信号互相矛盾的情况下。例如，一个瞪大双眼、双手握拳、咬牙切齿的人对你说"我一点也不生气"，你相信么？心理学家认为，当人们在回答问题时迟疑、目光闪烁、不敢与人目光直视时，往往有说谎的嫌疑。

（四）重复

杰拉尔丁·E. 海因斯认为，非语言信号的重复与补充这两功能的区别在于"重复不是与言语信息同时进行的"。例如，我们介绍完产品的使用说明以后，打开产品向观众演示了一遍。我们在表达完愤怒之情后，又把杯子摔在了地上。

（五）规范

规范的功能体现在提示沟通对象应该怎么做。比如，工作人员用手势引导客人前进，交警用手势引导行人和车辆如何前行，运动场上裁判用手势来裁决等。

（六）替代

当无法用语言信号来表达时，可以用非语言信号来表达。在周围很吵闹，听不见说话的情况下，我们可以把食指放在唇边，示意周围的人安静下来；当等待救援的人看到救援飞机时，发现大声叫喊毫无作用时，他们会伸直双臂，用力挥动，取代大声呼喊。

第二节 常见非语言沟通的各种形式

德鲁克讲，人无法靠一句话来沟通，总是得靠整个人来沟通。因此，要非常注重非语言信息的表达。听其言，观其色，可以使我们更准确地了解对方的真实情感。非语言沟通的形式一般有以下几种。

一、表情

表情是从面部或姿态的变化上表达内心复杂情感的渠道，是身体语言的特殊表达方式，可借助眉、眼、嘴及颜面肌肉、皮肤的复杂变化而相应产生。表情变化十分迅速、敏捷和细致，可以真实准确地反映情感、传递信息。面部表情综合起来体现在眼睛、眉毛、嘴、鼻、笑等。

（一）眼睛

眼睛一向被认为是情绪的最直接的表现，是人心灵的窗口。在人际沟通过程中，目光的接触应占全部时间的 30% ~ 60%，固定的目光接触表明兴趣、信任、关心和诚意等。眼神（图 4 – 1）可以揭示内心真实的情感，如愤怒、悲伤、爱慕、愉快等，缺乏目光接触一般认为是没有诚意的表现，表明冷淡、紧张、害怕、说谎等。眯眼睛有时表示不同意或反感、生气，眼珠来回转一般表示说谎、厌烦、分心或不感兴趣等。瞳孔的变化也可以反映人的心理变化，在表示高兴、肯定时，瞳孔必然放大；当痛苦、厌恶时，瞳孔必然缩小。目光可以委婉、含蓄、丰富地表达爱抚或推却、允诺或拒绝、央求或强制、讯问或回答、谴责或赞许、讥讽或同情、企盼或焦虑、厌恶或亲昵等复杂的思想和愿望。眼泪能够恰当地表达人的许多情感，如悲痛、欢乐、委屈、思念、温柔、依赖等。

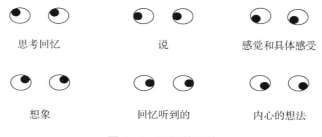

思考回忆　　　　　　说　　　　　　感觉和具体感受

想象　　　　　　回忆听到的　　　　　　内心的想法

图 4 – 1　不同的眼神

案例在线

　　某家财富位居前"500 强"的企业的首席行政官准备在电视摄像机前向观众报告公司未来的经营状况，但他在提到预期利润时眼神一直是向下的，这给电视机前的很多观众提供了错误的信息，令华尔街的观察家们对此公司的前景预期大打折扣，因此这家公司的股票在之后的几个交易日里连续下跌四个百分点，股价直到两年以后才有所好转。但事实上，这位 CEO 之前所作的利润预期，在后来被证明是相当准确的。由此可见，在公众面前，目光所表达的含义是多么的重要。

（二）眉毛

眉毛也能反映出情绪情感的变化，特别是眉间的肌肉皱纹能够表达人的情感变化。柳眉倒竖表示愤怒，横眉冷对表示敌意，挤眉弄眼表示戏谑，低眉顺眼表示顺从，扬眉吐气表示畅快，眉头舒展表示宽慰，喜上眉梢表示愉悦。

（三）嘴

嘴部表情主要体现在口形变化上。伤心时嘴角下撇，欢快时嘴角提升，委屈时噘起嘴巴，惊讶时张口结舌，忿恨时咬牙切齿，忍耐痛苦时咬住下唇。

（四）鼻

厌恶时耸起鼻子，轻蔑时嗤之以鼻，愤怒时鼻孔张大，鼻翼抖动；紧张时鼻腔收缩，屏息敛气。

（五）笑

从整体表情上看，微笑代表满意、理解、鼓励、支持等，苦笑表示无奈。

知识拓展

和人打招呼时不要立刻微笑，那样会让人觉得，每个进入你视线的人都是你微笑的对象。你应该先注视对方一秒钟，停一下，把他的面部形象输入脑子，然后以又大又温暖的笑容，让笑扩散到整个脸庞，连眼里也充满笑意。这种笑容仿佛会将对方吸入温暖的水流中。如此不到一秒钟，就会让对方感觉你的笑容十分真诚，而且是他们独享的特别待遇。传统的迅速微笑已经不再适用。研究显示，在商场上，女性愈慢绽放笑容，愈让人觉得值得信赖。

二、肢体语言

人的情感状态、能力特性和性格特征有时可以通过身体姿态来自发地或有意识地表达出来，从而形成身体姿态表情。肢体语言又称身体语言，是指用身体的各种动作代替语言，借以达到表情达意的沟通目的。广义言之，肢体语言也包括前述之面部表情在内；狭义言之，肢体语言只包括身体与四肢所表达的意义。谈到由肢体表达情绪时，我们自然会想到很多惯用动作的含义。诸如鼓掌表示兴奋，顿足代表生气，搓手表示焦虑，垂头代表沮丧，摊手表示无奈，捶胸代表痛苦。当事人以肢体活动表达情绪，别人也可由之辨识出当事人用其肢体所表达的心境。

（一）姿势

人们有好几种肢体沟通的方式，首先就是姿势。不管是静止还是运动，紧张还是放松，姿势会强化所传递的表情，身体的不同部位会用来表示强调、保护或防御。常见的姿势可以有如下含义（表4－1）：

表4－1 常见同一种姿势的不同含义

姿势	做得适中	做得夸张
向前倾	感觉友好	感觉敌意
直接的眼神接触	感觉友好	感觉敌意
独特的穿着和发型	有创造性	反叛性
笔直的姿态	专业的、自信的	有敌意的
转移凝视	害羞、谦虚	内疚、不可靠
在谈话中点头并伸手	自信	不确定

（二）手势

以手和手指来表达情感，是肢体语言的重要组成部分。常见的手势可以有如下含义（表4－2）：

表4－2 常见手势含义

手势	含义
手抖	紧张、焦虑、不安
双手搓动	愿意参与
用手托腮	无聊、希望放松
双手放在臀部	生气、尴尬、不安
双手合拢呈塔尖状	有权威、高傲
手指敲桌子	不耐烦、紧张
展露手掌	信任
握紧双手	需要安慰、鼓励
手叉腰	敌意、挑战、傲慢
手臂交叉在胸前	生气、不同意、防卫、进攻、保守
触摸自己	紧张、焦虑

案例在线

伟人的手势语

许多资料记载了许多伟人演讲时具有特色的手势，如列宁演讲时喜欢挥动右手用力一斩。孙中山先生演讲时，常常拄着手杖。林肯演讲时，为了表现欢乐情绪，两只手臂形成50°，手掌向上，好像已经抓住了喜悦，讲到痛心的时候，他便紧握双拳，在空中用力挥动。这些例子说明这些杰出的政治家在公众场合很注意使用手势语，以吸引民众。

（三）腿部动作

腿部动作也是肢体语言常见的表达形式，如踮脚表示不耐烦、紧张、自负。双腿一起摆动或颤动表示快乐、满意等。跺脚表明愤怒或兴奋，脚尖的方向表明一个人的倾向等。

三、仪表

仪表是一种常见的非语言行为，主要包括个人容貌、身体姿势、衣着打扮等。注意仪表修饰既是自尊自爱的表现，也是尊重他人的表现。影视巨星索菲亚·罗兰说过："你的衣服往往表明你是哪一类型，它代表你的个性，一个与你会面的人往往根据你的衣着来判断你的为人。"

与生俱来的相貌、身材等要素决定了一个人的身体特征。而后天形成的衣着打扮等行为习惯，如仪表是否端庄，服饰是否整洁大方等，反映了人们的审美观和对他人的态度。仪容既能表现自己也能影响别人，是人际沟通能否正常进行的先决条件之一。如护士的仪容要求端庄、大方、整洁、得体，体现护士的职业特点。一般情况下，护士的发型应该选择文雅、适宜工作环境的发型，不要过于前卫或影响护理操作，也不要染成艳丽的流行色。此外，还要做好头发的日常护理。护士在工作中应保持皮肤清洁，防止皮肤损伤。在工作中，应化淡妆，杜绝浓妆艳抹、穿金戴银、坦胸露背等打扮，树立白衣天使的美好形象。

四、空间距离

空间距离是人际沟通必不可少的一个重要组成部分。总的来说，空间距离有以下几种情况（图 4 - 2）：

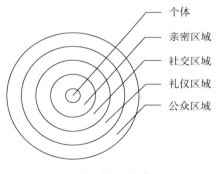

图 4 - 2 空间距离示意图

（一）亲密距离

一般指 0.5 米以内，仅适用于家人、爱人、亲密朋友之间。对一般关系者，尤其是陌生人，应避免采用。

（二）社交距离

0.5 ~ 1.5 米，主要适用于交际应酬，也是采用最多的人际距离。医护人员与患者之间的沟通通常可采用这个距离。

(三) 礼仪距离

1.5~3米，主要功能是向交往对象表示尊重，医护人员在医院里与患者进行术前谈话，可以利用沟通距离使谈话更正式。

(四) 公众距离

3米以上，主要适用于与陌生人相处，医护人员为患者进行常见病预防知识讲座或科普教育等可采用这种距离。

五、触摸

触摸是非语言沟通的特殊形式，包括抚摸、握手、搀扶、拥抱等。在护理工作中护士可以利用触摸方式对人体情况进行健康评估，可以用来表达理解、关心、体贴，给予患者无声的安慰与心理支持。触摸也可以作为辅助治疗手段，起到一定的保健和辅助治疗的作用。但是由于文化背景较大的差异，人们对触摸的理解、适应、反应程度是有差异的，因此，在触摸时应考虑文化背景、沟通场景、双方关系以及被触摸对象的性别、年龄、触摸部位等诸多因素。护士在运用触摸方式时，应保持敏感和谨慎的态度，注意观察对方的反应并及时调整。

总之，非言语行为是伴随语言行为发生的，是生动的、持续的，它可更直观形象地表达语言行为所表达的意思，比语言行为更接近事实。特定环境下的非语言行为具有特定的意义，它能够稳定对方的情绪，改善对方不良的心理状态，增强对方的信心，使交流的氛围更和谐，使对方得到关爱、体贴，更多一份理解和同情。交流双方可通过观察对方的表情、动作、手势等了解对方的心理需求和心理变化，满足对方的生理及心理的需要。由此可见，交流双方恰到好处的应用非言语行为，能弥补某些状态下语言交流的不足，促进双方沟通，提高交流质量。

第三节　护理工作中非语言沟通的运用

在沟通中，非语言沟通占的比例比较大，在信息传递过程中，非语言传递的信息量往往更大，且更可靠、更有效。在实际人际交往中，恰当地运用好非语言沟通更能达到最佳的沟通效果。

一、避免不恰当的非语言动作

(一) 避免不恰当的姿态语

1. 易于误解的手势　容易被他人误解的手势有两种情况：一是一个人的习惯动作让人难以理解，如有的人讲话动手臂是无意识的举动；二是不同的风俗习惯和文化背景对手势所赋予的含义不同。

2. 不卫生的举动　如与他人讲话时抠鼻子、掏耳朵、抠牙缝等都是不文明举动，易引起他人的反感。

3. 不稳重的姿势　在众人面前，双手乱摸、乱动或是咬指甲、拧衣角、抬大腿等，都是不雅的姿势。

4. 失敬于人的姿势　行走时脚步声音太重，用手指着他人，长时间低头注视地面或者左顾右盼等，都是不礼貌的行为。

（二）避免不恰当的情态语

1. 失礼的眼神　交谈时，眼睛一直盯着对方的眼睛是不礼貌的表现，会引起多数人的反感，而左顾右盼也是不尊重对方的行为。

2. 无原则的"笑"　面对他人不合时宜地笑是一种不友好、不尊重人的表示，尤其在交流者相互之间文化差异较大时，还会产生不良后果。

（三）禁忌的触摸语

异性间在公共的场合中过多的身体接触是一种轻浮的表现。不顾场合、不分男女、不看长幼、不顾身体部位的触摸或身体接触是交往的禁忌。

（四）禁忌的空间语

1. 令人厌恶的窥探行为　总爱背后偷听别人谈话，窥探他人的活动，介入其个人空间，是一种侵犯他人隐私的不道德行为。

2. 违反常规的无规矩行为　遇事不顾场合、不分男女、不看长幼的举止，都会惹人讨厌，使人感到不安。

（五）禁忌的标志语

禁忌的标志语会给人以不舒服的感觉，甚至引起人们的反感和鄙夷。

（六）禁忌的辅助语

语调不一致的辅助语，如表示悲痛时却笑出声来，让人听着心口不一。

二、护理工作中非语言沟通的要求

（一）尊重患者

将患者置于平等的位置上，使处于疾病状态的患者保持心理平衡，不因疾病受到歧视，保持人的尊严。护士尊重患者的人格就是尊重患者的个性心理，尊重患者作为社会成员所应有的尊严。

（二）适度得体

护士的举止、表情、外表等常常直接影响到患者对护士的信任程度，影响护患之间良好的人际关系建立。在护患沟通中，护士的姿态要落落大方，笑容适度自然，举止要礼貌热情。

（三）因人而异

在与患者的交往中，护士应根据患者的特点，采用不同的非语言沟通方式，以保证沟通的有效性。

三、护理工作中非语言沟通运用

（一）注重仪表、仪态，形成良好的第一印象

护士端庄稳重的仪容，整齐清洁的服饰，高雅大方、训练有素的举止，反映了护士的职业美，能唤起患者的美感，给患者留下良好的第一印象，有助于更好地发挥护理作用。同时，可满足患者对美的追求，增强患者的自尊心和自信心。如当患者呻吟时，护士主动靠近患者站立，且微微欠身与其对话，适当抚摸其躯体或为其擦去泪水，会给患者以体恤、宽慰的感受，给患者带来安全感和信任感。总之，优美、朴实、大方的仪态是自然美的体现，也是护理价值的体现。

（二）合理使用各类非语言沟通

在实际护患交流过程中，配合运用非语言沟通交流，有利于达到预期效果。例如，患者高热时，在询问病情时同时，用手触摸患者前额更能体现关注、亲切的情感；当患者在病室大声喧哗时，护士做食指压唇的手势凝视对方，要比以口语批评喧闹者更为有效。护士面带欣然、坦诚的微笑，恰当地运用眼神，能调节护患双方的心理距离，对患者极富有感染力。患者焦虑时，护士面带微笑与其交谈，本身就是"安慰剂"；在巡视病房时，尽管不可能每个病床都走到，但以眼神环顾每位患者，能使之感到自己没有被冷落；当患者向你诉说时，凝神聆听，患者能意识到自己被重视、被尊重；和患者交谈时，要用短促的目光接触检验信息是否被患者所接受，从对方的回避视线、瞬间的目光接触等来判断对方的心理状态。

复习思考题

一、课后思考

1. 非语言行为具有哪些作用？非语言沟通的形式有哪些？
2. 举例说明空间效应在非语言沟通中的意义。
3. 如何用眼睛传情达意？如何恰当地选用空间和距离进行沟通？

二、案例思考

小王是新上任的经理助理，平时工作主动积极，且效率高，很受上司的器重。那天

早晨小王刚上班，电话铃就响了。为了抓紧时间，她边接电话，边整理有关文件。这时，有位姓李的员工来找小王。他看见小王正忙着，就站在桌前等着，只见小王一个电话接着一个电话地接。最后，他终于等到可以与她说话了。小王头也不抬地问他有什么事，并且一脸的严肃。然而，当他正要回答时，小王又突然想到什么事，与同室的小张交代了几句……这时的老李已是忍无可忍了，他发怒道：难道你们这些领导就是这样对待下属的吗？说完，他愤然离去。

问题：

1. 这一案例的问题主要出在谁的身上？为什么？
2. 如何改进其非语言沟通技巧？
3. 假如你是小王，你会怎样做？

三、阅读思考

小王问小杨："人家都说沉默是金，你说，沉默真的是金吗？"小杨说："不一定。那次我和小白一起在西安带团，我们向客人推荐'贵妃宴'。介绍完了，问客人吃不吃的时候，二十多位客人都一声不吭——沉默！我一看苗头不对就溜了。小白看在主人的面子上，又去问客人吃不吃。结果呀，被客人骂了一顿。客人说：'让我们掏钱的事，你们怎么这么积极！'你看，沉默是什么？"小王说："照这么说，沉默有时不是金，而是暴风雨来临前的宁静啊！可是，如果客人把话说出来你就一定能明白他的意思吗？"小杨说："那要看客人怎么说。比如，他对你说'你真好'，你知道这是什么意思吗？如果他把重音放在'你'字上，我想他是真的说我好。如果他把重音放在'好'字上，那就不好说了，可真可假。如果他把重音放在'真'字上，而且把声音拖长，说成'你真——好'，那就基本上可以肯定是在讽刺我。"小王说："我也注意到了，客人要强调什么的时候，是会用重音来强调的。比如，你问他要不要增加某一个景点，他如果明确表态，就会在说'我们不去'的时候，把'不'字说得重一点，或者干脆一字一顿地回答：'我—们—不—去！'"小杨说："是啊，恐怕有时候客人哼一声、出口长气，你都要想想那是什么意思！"小王问道："这哼哼声到底是什么意思呢？"小杨说："那就要看具体情况了。比如说，客人走着走着，突然'哎哟'一声，你又看到他一个趔趄，那大概是把脚扭了。如果客人在'哎哟'的同时，还拍着脑门，那多半是忽然想起了什么，或者是发现自己遗忘了什么。"小王问道："如果客人出一口长气呢？"小杨说："那也得具体分析，那次登上长城，远眺北国，风光无限，我就听到一位老华侨长出了一口气，再看他那一脸的自豪。那意思肯定是：'啊——祖国真美啊！'不过也有相反的。去年股票大跌，我团里的一位上海客人不停地长吁短叹。后来一问，果然他已经损失了将近一半。"小王感慨道："看来我们做导游员的要想当一个好导游，首先应该当一名好观众，要善于通过观、听、悟，来把握客人的各种心理啊！"

思考：上面的事例生动地说明了非语言行为在旅游人际交往中的作用。结合生活实际谈谈你对非语言行为的认识与理解。

第五章　沟通技巧

沟通是一门艺术。根据不同环境、形势、对象等娴熟地运用适宜的沟通技巧，讲究沟通艺术，会使沟通获得良好的效果。本章学习的重点内容是沟通中的常用技巧，主要包括赞美、批评、说服、安慰、补救、拒绝以及处理人际冲突的技巧。难点在于学会分析人际冲突的原因，尝试选择恰当的方式处理冲突。学习时，要注意理解各种沟通技巧的基本原则和方式，并留心沟通技巧在生活中的应用，以提高自身的沟通能力。

第一节　沟通中的技巧

沟通就像阳光与空气，时时刻刻存在于我们的生活中。就像吃饭穿衣一样，沟通是一项我们必须学习的技能。良好的沟通往往能获得事半功倍的效果，而沟通不畅也会带来一定的遗憾。掌握必要的沟通技巧是进行成功沟通的前提。那么，如何才能提高沟通技巧呢？我们从赞美、批评、说服、安慰、补救、拒绝六大方面进行探讨。

一、赞美

每个人都渴望得到别人的赞美。在人际交往过程中，恰当的赞美有助于打开对方的心扉，调节交流氛围，促进自我完善。但是赞美是一门艺术，如果不得要领，不懂得如何赞美，那么好事也会变成坏事。

（一）赞美的含义与作用

1. 赞美的含义　赞美是指认同及肯定他人的行为或举止，并以称赞、表扬的形式表达出来。

2. 赞美的作用　赞美不仅能够给予对方勇气，催人奋发向上，还可以调节人际关系，赢得彼此的好感，甚至能够消除双方的矛盾与隔阂。

（二）赞美的基本原则

1. 客观　虽然人人都喜欢听赞美的话，但能引起对方好感的只能是那些基于客观事实，有根有据的赞美。以事实为基础的赞美不仅能避免误会，也会更加深入人心。

2. 真诚　只有发自内心的赞美才显得自然，别人才会对我们的赞赏感兴趣。如果赞美不是出于真心，对方非但不会接受你的赞美，甚至会怀疑你居心叵测。如：服装销售员看到一位其貌不扬的女士，却偏要对她说"你真是美极了"，对方马上会认定其所说的是违心之言。

3. 得体　赞美要与人际交流的实际情境相适应，要根据对象的心情、年龄、性别、处境、职业等区别对待。如：一个人春风得意，你可以赞扬他的能力；如果屡败屡战，则要赞扬他的坚持。赞扬时还要兼顾左右，不要让他人有厚此薄彼之感，使未受到赞美者产生被忽视等不愉快情绪。

4. 具体　交往中要善于从具体事件入手，善于发现他人细微的优点和长处，如他人的一个行为，一种见解，有意义的经历，得体的装扮等，并不失时机地予以赞美。具体的赞美会让对方感到由衷的肯定。那些看似不经意，实则包含体贴和关心、质朴且具体的赞美比漫无边际、华而不实的吹捧更富有成效。如表扬儿童时，与其说"你真棒"，还不如说"你刚才帮老师把小凳子都放整齐了，有进步，真是老师的好帮手"更有成效。

5. 适度　赞美的尺度往往会影响赞美的效果。"美酒饮到微醉后，好花看到半开时。"赞美应相机行事、适可而止，不能滥用，一旦过度，变成吹捧，不但无法收获交际的成功，还可能会使对方不舒服，甚至产生厌恶。如你对同学说"你的歌唱得是全世界最动听的"，这样的赞美会让双方都难堪。但若换个说法，"你的歌唱得真不错，有点歌星的感觉"，你的同学不仅会欣然接受，也许还会为你一展歌喉。可见，只有恰如其分、点到为止的赞美才是真正的赞美。

（三）赞美的方式

1. 锦上添花式　锦上添花式的赞美就是好上加好，不过所添之"花"必须有特色。用锦上添花的方法赞美他人时，一定要有真诚的态度。否则容易引起他人的反感甚至是误会；反之，则能够引起他人的共鸣。

案例在线

　　著名影星朱莉·安德鲁斯有一次和一些政要名流一起欣赏一个著名指挥家的音乐会，指挥家出色的表演赢得了阵阵掌声。演出很成功，在音乐会结束之后，许多人来到后台向指挥家表示祝贺。大家见到指挥家时，赞美声就不绝于耳，"这是我听到的所有曲子里面最棒的""您的指挥真是一流的""这样的演出水平，真是绝无仅有啊"……面对大家的赞美，大指挥家一一答谢，但是脸上已经显现出敷衍的表情，因为这样的赞美他听得实在是太多了，所以他想着找一个借口准备离开。

　　"您很帅！"他忽然听到一个高雅、温柔的声音对他说。大指挥家抬头一看，正是朱莉·安德鲁斯，他问道："您是在和我说话吗？"朱莉·安德鲁斯点点头说道："您是我见到的最帅的指挥家！"大指挥家的眼睛顿时亮了起来，并且精神抖擞地向朱莉道谢。从那之后，指挥家逢人便骄傲地说："影星朱莉·安德鲁斯夸奖我很帅呀!"

　　而从那之后指挥家就把朱莉当成自己的挚友,并经常邀请她参加自己的演出。不落俗套、锦上添花式的赞美,是迅速打开沟通之门的一把钥匙。

　　2. 雪中送炭式　雪中送炭式的赞美是最具有功德性的赞美。俗话说:"患难见真情。"人在最需要鼓励的时候,如果能够听到一声真诚的赞美,将对其有十分明显的激励作用,使其能够更加坚定奋发努力的信心,或许会使其振作精神,大展宏图。

　　3. 笼统模糊式　笼统模糊式的赞美主要适宜浅层次的赞扬,属于策略性的赞美。一般多用于各种主客观的整体性因素的表扬。如对班级学生的赞扬:"今天大家表现得都很棒!"

　　4. 具体清晰式　具体清晰式的赞美主要指赞美的内容要具体,最好具体到赞美什么、为什么赞美等内容。

　　5. 直接鼓励式　是指以具体、明确的语言,当面赞扬对方的外表、行为、能力等。如,小张看到穿着新衣服的小王说道:"这套衣服你穿着真好看!"此种赞扬方式,只要真诚、客观,就会产生好的沟通效果,且不会造成理解和传达上的障碍。在一般社交礼仪中,直接鼓励式的赞美多用于有地位级差的情况,即多用于高对低的情况。

　　6. 间接迂回式　是指通过语言、动作、行为、眼神等向对方暗示自己的赞赏之意。间接赞美可采用比较法,把所赞美的对象和其他对象比较,以突出其优点。常用"在……中最……"或"比……更……"等句式表示这种赞美。含蓄地表达赞美意向,可以不露痕迹地、巧妙地称赞对方,让对方在不知不觉之中潜移默化地受到融洽气氛的感染,也可借别人的话来赞美对象。如母亲跟儿子小丁说:"宝贝,昨天英语老师告诉我,这学期你学习勤奋,成绩有了明显提高。"还可采用旁骛法,通过赞扬其亲人(如他的孩子)、物品(如他的手机)等方法来赞美其本人。间接赞美一般更能让对方感到对他的赞美是诚挚的,因而更能加强赞美的效果,沟通也就更卓有成效。

　　7. 对比显长式　对比显长式的赞美常常是以他人之短来对比所赞美对象之长。使用这种方式,一定要特别讲究表达方式,追求良好的表达效果。首先,赞美对象的"长"是清晰而具体的,比较对象的"短"则应该是笼统而模糊的,不能指向特定对象,否则,就会影响赞美的效果。其次,比较时不能当着有"短"的一方的面说,否则就会伤害这一方,赞美的效果同样要受到影响。

　　8. 显微放大式　抓住每一个具体的小事及时赞扬搜索,表现出一种十分细致的体贴,这会使他人感到由衷的高兴。一个人值得赞美的地方不仅是因为其具有明显的优点或长处,而且还蕴藏着许多不明显的或尚未明显表现出来的可贵之处。

一位游客在参观故宫的时候，忍了三个小时没有抽烟，走到神武门门口时，下意识地取出了香烟，随即又发现仍然在古建筑之中，就又迅速地将烟收了回去。此时，细心的导游看在了眼里，立刻以显微放大的方式进行表扬。导游员说："张先生刚才想抽烟，但是还是克制了自己的欲望，将烟收了回去。可见他的文物保护意识在参观故宫的过程中得到了极大的升华。大家应该向他学习，现在请大家掌声鼓励一下。"大家热烈鼓掌，掌声使张先生的脸上绽开了灿烂的笑容。不仅张先生非常高兴，而且全团的气氛也十分活跃。在参观故宫这样的古建筑群时，旅游团的气氛稍微严肃了点，而这样的调侃有效地活跃了旅游团的参观氛围，为在故宫的游览画上了一个圆满的句号。

此外，赞美并不一定总用一些固定的词语，见人便说"好……"有时，投以赞许的目光、做一个夸奖的手势、送一个友好的微笑也能收到意想不到的效果。总之，赞美的形式和内容是多样化的，要因人、因事、因时而异，要情真意切、翔实具体，同时也要不失时机。赞美一个人或一个集体是一件好事，但绝不是一件易事。赞美，难在确有实效，贵在真心诚意。

知识拓展

因赞美而具有凝聚力

在非洲南部的巴贝姆巴族中，至今依然保持着一种古老的生活仪式。当族里的某个人犯错误的时候，族长便会让其站在村落的中央，公开亮相。那时，整个部落的人都会放下手中的工作，从四面八方赶来，用赞美来洗涤他的心灵。围上来的族人从最年长的人开始发言，依次告诉这个犯错的人，他有哪些优点和善行，他曾经为整个部落做过哪些好事。叙述时既不能够夸大事实，又不能重复别人已经说过的赞美。整个赞美的仪式，要持续到所有族人都将正面的评语说完为止。在这些赞美中，犯错的人感受到灵魂的洗礼，重新看到向善的方向。几千年来，巴贝姆巴族部落的族人相依为命，互助互爱，不分彼此。

二、批评

在工作和生活中，提出批评、建议不仅必不可少，而且也常常是我们与他人沟通的目的之一。批评也是一门艺术，同样也需要技巧。有技巧的批评具有激励人、教导人、鞭策人的积极作用，能达到让对方认识问题，做出改进，最终解决问题并提升自我的目的。

（一）批评的含义与作用

1. 批评的含义　批评是指在广泛了解信息的基础上分析错误，探讨其性质、已产生的和将产生的危害或对他人的某些品质或行为持否定态度。

2. 批评的作用　批评的目的不是要惩罚他人，而是要对方认识到错误，并改正错误，或提醒他人不犯与之相似的错误，以达到教育、鞭策他人的目的。

（二）批评的基本原则

1. 客观公正　批评要以客观事实为基础，不可无中生有、捕风捉影，也不能轻描淡写、掩盖错误。批评时需要明确就哪件事或事情的哪个方面进行批评，依据实际情况进行，从而解决问题。否则，非但达不到批评的效果，还会伤害彼此感情。如：无论是初出茅庐的新员工，还是久经沙场的老员工，如果犯了同样的错误，老板都应一视同仁，依据公司规定进行批评。

2. 具体翔实　同赞美一样，批评也应该具体，不可过于简单、笼统。让对方知道自己的具体错误，批评的效果才更明显。如对一位在病房里喧哗的患者家属，不要简单地说"你不能这样"，而是要说"请不要在病房里大声喧哗"。

3. 就事论事　批评时，应就事论事，指出对方的缺点、做错的地方，不能随意将批评提升到人品、组织性、纪律性等高度，亦不可因对方一件事的过错否定其本人，甚至对其进行人身攻击。如："我跟你说了多少次了，你真是无可救药！"类似这样的批评不仅于事无补，反而会伤害对方自尊，影响彼此关系，是不可取的。

4. 把握时机与场合　并非任何时候、任何场合都能进行批评。准备批评时应考虑对方是否具备接受批评的心境。一般情况下，可从以下几个方面考虑批评的时机与场合：批评要及时；尽量避免当众批评；在双方情绪冷静时批评。

5. 多启发，少评判　批评的目的不是指责，而是指导和帮助对方改进。在对他人进行批评时，应多用启发性的话语，以促使其进一步思考。批评的语言要有"温度"，尽量少用评判的语气。用暖人肺腑的话语或幽默风趣的语言，才能使批评的内容易被他人接受。此外，批评的同时，最好能把解决问题的方法和建议告诉对方。

（三）批评的方式

1. 询问商讨法　在了解被批评对象的错误、缺点的基础之上，共同分析其危害，并探讨克服及改进的办法。这样做，不仅可以避免对方产生抵触的情绪，同时也能让其正面对待问题。

知识拓展

我所犯的错误比你的更糟糕

一天，约瑟芬在工作中又出错了，卡耐基刚想批评她，但马上又对自己说："等一等，你的年纪比约瑟芬大了一倍，你的生活经验几乎是她的一万倍，你怎么可能希望她与你有一样的观点呢？你的判断力、你的冲动，这些都是很平凡的，还有，你十九岁时，又在干什么呢？还记得那些愚蠢的错误和举动吗？"经过仔细考虑后，卡耐基想出了一个好办法对付约瑟芬的毛病。从那以后，当约瑟芬再犯错误时，卡耐基不再像以前那样当面指出她的错误。他总是微笑着对约瑟芬说："亲爱的，你犯了一个错误，但上帝知道，我所犯的许多错误比你更糟糕。你当然不能天生就万事精通，成功只有从经验中才能获得，而且你比我年轻时强多了。我自己曾经做过那么多的傻事，所以，我根本不想批评你或任何人。但是你不认为，如果这样做的话，不是比较聪明一点吗？"听到这样的话，约瑟芬感到不再有压力，而是充满了动力。后来，她成为西半球最出色的秘书。

2. 现身说法　在指出对方的错误、缺点的同时，也向其暴露自己曾有过同对方一样或类似的错误缺点。其目的在于减轻对方的心理压力，减轻或消除对方的抵触情绪。

3. "三明治"法　从肯定开始，再批评，最后以赞美结束。就像三明治一样，上面一片面包代表批评，开始时要"涂上一层甜蜜的黄油"；中间夹着两片肉，代表分析不足的原因，提出解决方法；下面一片面包代表批评结束时要给予期望、鼓励（如"我想你会做得更好"或"我相信你"，并报以微笑）。该法可缓解对象在受到批评时的尴尬和难堪，感受到批评者是善意的，有利于其从内心深处接受批评，明白自己的错误，并做出改进。

4. 建议希望法　不直接指出对方的缺点和问题，而是站在对方的角度来分析利害关系，有针对地提出建议和期望，让对方充分认识到批评者的诚意。如："如果你能每天参加早读，你的英语成绩会得到很大提高。"

5. 直接法　直接表达自己的观点和批评意见，不转弯抹角。该法表现出批评者对对方的信任，多用于关系融洽的人之间。如：小张是小王关系密切的室友，再过一个礼拜就要期末考试了，他希望成绩优异的小王能在考试中把答案告诉自己。小王听了当场批评了小张，并主动提出帮助小张复习。小张接受了批评，与小王一起探讨学习，最终两人都在考试中取得了满意的成绩。

6. 间接法　有时可以通过其他形式，如严肃的表情、沉默不语等来表达对对方的否定。这样做既表达了批评的态度，又不会伤害他人的自尊心。例如：老师上课时发现有学生违反课堂纪律，便停止讲课，以沉默来提醒犯错的学生。

7. 由己及人法　批评他人时自己首先主动承担责任，自我批评，再点出对方的错误，和他一起查找、分析原因，提出改正措施。如：当下属犯错时，上司总是主动先承担自己作为领导的责任，进行自责，然后再点出下属的错误。这样一来，下属就有一种领导和他共同承担责任的感觉，会心生内疚之意，从内心深处承认错误，接受批评。

案例在线

四块奶糖

当年陶行知先生任育才学校校长，一日他看到一男生要用砖头砸同学，将其制止，并责令男生到校长室。等陶先生回到办公室，见男生已在那里等候了，陶先生掏出第一块奶糖送给他说："这是奖励给你的，因你比我按时到了。"接着又掏出第二块奶糖给男生："这也是奖给你的，我不让你打同学，你立刻住手了，说明很尊重我。"男生将信将疑接过奶糖。陶先生又说："据我了解，你打同学是因为他欺负女生，说明你有正义感。"陶先生遂掏出第三块奶糖。这时男生哭了："校长，我错了，同学再不对，我也不能采取这种方式。"陶先生又拿出第四块奶糖说："你已认错，再奖你一块，我的糖已分完，我们的谈话也该结束了。"伟大的教育家陶行知先生短暂的施教，没有批评、没有训斥，只有对学生的赏识，学生就已经意识到自己的过错了，并承认了错误，还使学生懂得怎样处理问题。也就是说，既教给了学生怎样做事，又教给了学生怎样做人。

这种做法看似简单，可它包含了陶先生对学生的爱与尊重，对学生的理解和宽容。这种和风细雨式的"软着陆"，绝不是姑息迁就、好人主义，而是一种教育机制，一种教育技巧，一种教育艺术。它很好地反映了陶行知的教育方式和教育思想：教育必须循循善诱，以正面鼓励、引导、启发学生的自我教育为主。苏霍姆林斯基说："只有激发学生自我教育的教育才是真正的教育。"这说明教育家陶行知先生"四块奶糖"的故事给人的启示是深刻的。一件事百样做，做最得体的；一句话百样说，说最服人的。

三、说服

在现实生活中，我们常要说服别人，大到思想观念，小到生活琐事。说服很重要，但成功说服别人并不是一件容易的事。口若悬河、滔滔不绝未必就能说服人。俗话说得好："有理才能服人。"成功说服他人的关键在于说服的理由能让对方心悦诚服，只有这样，对方才能欣然接受。

（一）说服的含义与作用

1. 说服的含义 说服他人就是将自己的观点、想法、思路，准确、有效地传达给别人，为对方所接受，并能付诸实施。

2. 说服的作用　处于彼此相互联系的社会网络中，人们不可能单独实现所有意愿，成功地完成一件事往往需要得到他人的配合与支持。成功的说服能取得他人的理解，获得与他人合作的机会，从而实现最终目标。

（二）说服的基本原则

1. 建立信任关系　信任是进行说服的基础。只有对方信任你，理解你的意图，说服才会取得理想效果。否则，即便你目的友善，说服也易招致误解。

2. 选择合适的时机　时机的选择非常重要，应选择被说服对象心情舒畅、精神状态良好的时机，避免在干扰较多的氛围中或者被说服对象情绪不好的时候进行说服。

3. 从对方的角度出发　要说服对方，首先要冷静地听取对方的意见，站在对方的立场，换位思考。认真听取后，再以"正如您所说的那样，不过……"的方式陈述己见。在这个过程中，应让对方明白他将会获得的好处，才可能更有效说服对方接受。

案例在线

　　在我们讲授沟通的课堂上，许多同学开始尝试用"从对方的角度出发"进行说服，结果是成功的。一次，同学们上街当义务交通服务员，负责车辆摆放与管理，在十字路口，有一辆"本田"停在马路中间，一位同学说："喂，把车开走，那里不许停车。"开车人不仅不把车开走，反而很凶地瞪了那位同学一眼。另一位同学走过去说："您的车真漂亮，一定很贵吧？"司机有所缓和并且得意："那当然。"同学接着说："这里来往车辆很多，您的车停在这里不安全，这么贵的车如果被碰撞一定要花不少钱去修，请帮帮忙，把车停到那边停车场上，谢谢您！"开车人不好意思地说声"对不起"，然后把车开走了。

4. 抓住对方拒绝的主要矛盾　被说服对象如果否决你的提议，你就必须找到他否绝的真正原因，有效地解决他内心的顾虑。

知识拓展

说服小技巧

　　1. 吸引对方的注意和兴趣　为了让对方同意或接受自己的观点，首先应吸引、劝说对方将注意力集中到自己所设定的话题上。如采用"这样的事，你觉得怎样""这对你有很大的好处"之类的话转移对方的注意力，从而使对方愿意并有兴趣往下听。

　　2. 明确地表达自己的思想　清楚、明白的表达是成功说服中不可或缺的因素。有时，为了使描述更加生动，可适当运用一些比喻、举例来加深听者的印象，让一些抽象、晦涩的道理变得简单易懂。另外，也应注意说话的速度、语调的高低、声音的大小、停顿的长短以及口齿的清晰度等。

3. 以情动人　在表达某种意见时，用诚挚而令人感动的语气说出来，更容易征服别人的心。有时激起对方的感情比激起对方理性的思考更为有效。

4. 运用对比法　即在说服的过程中运用对比，更容易达到说服的目的。如"冷热水效应"，如果你想让对方接受"一盆温水"，为了不使他拒绝，不妨先让他试试"冷水"的滋味，再将"温水端上"，这样他就会欣然接受。

5. 充分应用数据　即在条件适当的情况下，提供有力的数据或者书面资料支持，会使说服变得非常轻松。如大学生小马曾多次劝父亲戒烟，但始终未见成效，后来她将长期吸烟者黑乎乎的肺与不吸烟者红润的肺两张图片对比着给父亲看，父亲有所触动，开始戒烟。

四、安慰

人生的道路不平坦，我们常常会遇到各种各样的困境。当我们看到自己的朋友痛苦、烦恼时，我们该如何安抚他们？如何安慰才能使他们振作起来？

（一）安慰的含义与作用

1. 安慰的含义　安慰即安顿抚慰，是指通过巧妙的劝慰使对方的心情得到宽解、调适，使对方的心态得到改善的沟通方法。

2. 安慰的作用　当人们遭遇不幸、陷入困境时，难免会产生悲伤、焦虑，甚至绝望、恐惧等消极情绪。而及时、恰当的安慰，不仅能使对方的消极情绪得以宣泄，消除其内心的孤独感与痛苦，还能给予对方信心与勇气，帮助其走出痛苦，重树自信，振作起来。

（二）安慰的基本原则

1. 选择恰当的时机　当对方情绪低落、沮丧时，往往需要宣泄情绪，此时最好的安慰便是倾听。倾听并不是盲目地保持沉默，我们可以通过关注对方说了什么，没说什么，以了解其中的真正含义，适时地加以引导，让对方释放不良情绪。如：让委屈者述说，让痛苦者痛哭，让愤怒者喊叫，发泄后对方心态一般会趋向平和。不可在事情过去较长时间后再去安慰，这不仅失去意义，而且会勾起对方伤心的回忆。

2. 了解安慰对象　就像医生诊断病情一样，只有"诊断"清楚，安慰才会得体、到位。在实施安慰前，我们要尽量弄清被安慰对象所遇到的问题以及问题产生的原因等。在了解对方的基础上采取具体的安慰措施，才能更有成效。

3. 感同身受　面对别人的痛苦时，我们应将心比心，尝试切身体会。相比说一些让人感到"站着说话不腰疼"的空话而言，善意的现身说法与安慰更能拉近双方距离，使安慰更具亲和力。例如，面对一个刚刚经历丧子之痛，哭得撕心裂肺的母亲，不要残忍地说："这是他的命，你不要难过了。"而应该说："我能理解你现在感受。经历这样的遭遇，我也很难过。我能否帮你做点什么？"

4. 鼓励而非埋怨　受到不幸和挫折的人，往往会沉溺于一时的悲痛之中而变得垂头丧气，消极悲观。积极的鼓励，能给对方信心和勇气，让他在困难的时候看到未来的光明。比如孩子高考失利了，有的家长只会一味责怪："没出息！我看你就不是读书的料。"有的则会积极鼓励："这次是题目不对路吧？没关系的，爸爸年轻时也有过失利。好好总结经验教训，明年再来过。"

五、补救

在与他人交流的过程中，无论我们如何谨慎，还是有可能会说错话，引起对方的误解，给良好的人际关系带来影响。面对这种情况，补救能尽可能降低因语言失误所带来的损失。那么，我们该如何补救呢？

（一）补救的含义与作用

1. 补救的含义　补救是指通过各种措施的合理运用对沟通过程中出现的差错进行及时的弥补和挽救。

2. 补救的作用　以诚恳的态度，及时采取各种补救措施，尽可能挽回由于语言失误而带来的不良影响，以获得对方的原谅与理解，达到维护自我形象、维持和谐的人际关系的目的。

（二）补救的方式

1. 补充　如果意识到自己因表达不到位而造成沟通障碍时，应当设法进行必要的信息补充和解释说明，以达到语义完整、理解准确的效果。如：一位农村大伯来城市看到邻居七十岁的奶奶身体健康、精神很好，说道："你真健啊！"奶奶露出生气的表情。大伯的儿子马上解释道："奶奶，我爸是在夸你身体健康呢！"及时补充解释，避免误解的扩大。

2. 重说　当人们发现自己已出现语言失误，但是仅产生有限的消极影响时，应在其尚未形成严重后果前收回原话，重说，再次表达语义。如：女儿得了胃病，要按时吃药，爸爸以为其又没吃药，就说："你怎么又不按时吃药……"话语未落，发现药杯是空的，马上说："瞧我说的，宝贝女儿已经吃过啦，真乖，是爸的好女儿！"这种收回重说的方式坦荡、自然，效果也是很好的。

3. 解释　当人们的语言失误导致对方出现疑虑时，可用解释法予以弥补。如：曹阿姨去做心电图，医生给她连好导线时，很随意地说："哎呀，怎么会这样！"阿姨听到这句话马上精神紧张，以为自己得了严重的心脏病。医生意识到后马上解释说："不好意思，是导线连接不好。"医生边说边给曹阿姨再次进行了连接，并说："阿姨，您放心,这次连接好了,您的心电图显示是正常的。"

4. 改口 有时当人们意识到语言失误即将发生时,可以采取变相改口的方法。如:青年人小王因为业务不当受到老板批评,非常生气,用愤怒地语调说出"老板"二字时,想到了"生气时不要随便做决定"的话,缓和了语调,说道:"老板,谢谢你的意见,我会好好改正的!"

5. 致歉 若语言失误已发生,消极影响也已造成,就要根据具体情况采取合适的措施,勇于向对方表达真诚的歉意,以换得对方的理解。如:小明向班长请教问题,班长说道:"天哪!这题都不会?"小明露出难过的表情。班长意识到自己话语的不当,马上道歉:"小明,不好意思,我不应该这么说的,这道题目属于"奥数"题目,是比较难,我会认真教你的!"

六、拒绝

在与他人的交往过程中,当我们向对方提出要求时,都有被拒绝的时候,被拒绝的感觉当然不好受。同理,我们拒绝别人也是一个难题。只有巧妙拒绝,才能使自己不陷入两难的状态。因此,我们需要掌握一些拒绝他人的技巧,做到有效拒绝他人且不失礼节。

(一) 拒绝的含义与作用

1. 拒绝的含义 拒绝是指不接受,包括不接受对方希望你接受的观点、要求、礼物等。

2. 拒绝的作用 拒绝是人际交往中难以回避的环节,合理、得体的拒绝不仅可以减少对对方的伤害,同时也可避免双方关系的恶化,从而赢得良好的人际关系。

(二) 拒绝的心理影响

在日常生活中,由于各种主客观原因而无法满足对方所提出的要求时,虽然人情难却,但必须拒绝。心理学家告诉我们,当一个人明确地表示拒绝的时候,他的整个身心便处于十分紧张的收缩状态,而遭到拒绝的一方,更会因此而产生紧张和不愉快的情绪。双方的情绪也会对沟通产生许多不良影响。

(三) 拒绝的基本原则

1. 坚定 在做出拒绝决定后,应以适当的理由表示,务必让对方了解自己拒绝的苦衷和歉意,且语气要温和,态度要诚恳,避免模棱两可的回答或使用含糊的语言,以免引起误解。例如,当他人想请你帮忙解决某个问题时,而你又没有充足的时间和能力去解决,为了不让对方失望,你若以"这个我会好好考虑的"作为回应,往往会让对方误解你已答应帮忙,最终导致事情未及时得到解决。

2. 说明理由 在拒绝他人时,应将拒绝的理由告诉对方,而不是简单地说"不行""不可以",否则对方可能以为你不想帮助或者对他有意见。如果陈述的理由合情合理,那么对方即使遭到拒绝，也会表示一定程度的理解。

3. 委婉得体　以温和的语言委婉地表达拒绝时，不容易伤害他人的自尊心。委婉拒绝可用行动进行暗示，或者强调拒绝是客观原因而非主观意愿，也可根据实际情况，向对方提出一些有效的建议，或用另一种替代的方法去帮助他。对他人的请求迅速采取反驳的态度或流露出不快的神色等，都是不可取的。

（四）拒绝的方式

1. 直截了当法　即如实陈述自己的困难和理由，说明接受后对双方可能造成的危害。也可先肯定对方要求的合理性，再强调拒绝的理由。如有同学约你去看电影，如果你上来就说"没有时间"，对方一定很扫兴，但是如果你说："听说这部电影很受人欢迎，我很想看，但是马上就要考试了，为了不影响考试，只好改日再去了，真遗憾！"

2. 迂回暗示法　即间接地、委婉地对对方提出的要求加以拒绝。一般用于他人为某事向我们请求，而在原则上不能答应的情况。如男士送礼物给女士，不方便接受时可以婉言拒绝："它很漂亮，但我男朋友已给我买过了，留着送你女朋友吧。"这么说，既暗示了自己"名花有主"，又提醒对方注意分寸。

3. 幽默法　在生活中，拒绝会给人带来负面的情绪。如果采用幽默的语气或语言拒绝，可避免正面刺激对方，使对方放松心情，化解敌对情绪，更容易理解拒绝者的立场，比直接拒绝好得多。

案例在线

> 有一次，马克·吐温向邻居借阅一本书，邻居说："可以，但我定了一条规则，从我的图书馆借的书必须当场阅读。"一个星期后，这位邻居向马克·吐温借割草机用，马克·吐温笑着说："当然可以，毫无问题，不过我定了一条规则，从我家借的割草机只能在我的草地上使用。"

第二节　冲突的分析和处理

沟通技巧使沟通变得顺畅，但人生活在自然环境和社会环境中，无论我们抱有多么美好的愿望，没有冲突的世界是不存在的。为什么会产生冲突？对我们而言，冲突是不是件坏事？面对冲突，我们又该如何处理？

一、冲突产生的原因

冲突是个体与个体之间、个体与群体之间、群体与群体之间，因经济、文化、思想观念等不同而产生互不相容、互相排斥的一种表现形式。冲突产生的原因大致可以归纳为三种：沟通问题、人际问题和层次问题。

（一）沟通问题

沟通问题的实质为误解、信息交流困难以及沟通渠道受噪音干扰等。由于每个个体理解方式及掌握信息的差异，不同个体对同一现象的认识结果可产生冲突，如学术观点的门户之争、派系之战等。盲人摸象的故事很好地诠释了这一点——同是一头大象，有的人说像绳子，有的人说像一堵墙，还有人说像又圆又光滑的棍子，正因为人们所站的角度不同，获取的信息不同，对他人的立场又不了解，导致各执一词，产生了冲突。

（二）人际问题

个体价值观念不同或性格、习惯不同容易产生冲突。

1. 因价值观念不同引发冲突 价值观是个体对周围客观事物（包括人、事、物）的意义、重要性的总看法和总评价。价值观是决定个体行为的心理基础。每个个体在各自价值观的引导下，形成不同的价值取向，追求各自认为最有价值的东西。如：年轻父母与年长祖辈在孩子教育的问题上会因为价值观念不同产生较大分歧。

2. 因性格、习惯不同引发冲突 不同年龄、不同生活背景、不同受教育程度的个体因性格、习惯差异较容易引发冲突。如：在同一寝室里，有些同学习惯早点熄灯睡觉，有些同学却是越晚越兴奋。如果双方互不让步，冲突在所难免。

（三）管理问题

管理是将任务分配给每个部门，建立等级或权利关系来协调各部门间的关系。管理上的分级产生了融合上的困难，最常见的结果就是冲突。人与人之间的分歧最常见的是目标不同，认同的行为标准不同，决策意见不同以及对资源分配的认识不同。

二、冲突产生的结果

玫瑰有刺，可它芬芳扑鼻；严冬酷寒，可它孕育了冰雪的晶莹。同理，在人际沟通中，冲突令人不快，但它不仅仅是坏事。冲突带来观点的碰撞，带来成长和改变的机会。冲突可分为建设型冲突和破坏型冲突，他们可以产生积极的结果，也可产生消极的结果。

（一）冲突的积极结果

冲突能够刺激寻求变化，增强创新意识。在建设型冲突中，冲突双方为了共同目标，彼此积极、热情，愿意了解对方的观点，主动交换意见。此类冲突具有一定的积极作用，如有助于澄清观点，达成一致，宣泄不良情绪，建立新的关系等，能够帮助冲突双方发现存在的问题，并通过双方争论寻求解决问题的最佳方法。因此，对待冲突的态度不是单一地防止它产生，而应采取正确的方法去处理它，使冲突得到圆满解决。

（二）冲突的消极结果

冲突也会带来消极的结果。在破坏型冲突中，冲突双方只关心自己的观点，不愿意听从甚至一味排斥对方的观点和意见，相互交换意见的情况越来越少，相互攻击的言行越来越多。此类冲突会导致双方不满与不信任，使关系变得紧张，造成人与人之间冷漠、隔阂、仇恨，不仅阻碍沟通交流，还会产生焦虑等不良情绪，甚至扰乱社会秩序、影响社会风气、阻碍目标实现等。

三、冲突的处理

许多事实证明，冲突导致的不良影响或危害并非来自冲突本身，而是人们处理冲突的态度和方式。只有正确认识冲突，妥善处理冲突，才是理智的选择，才能控制冲突对个人或组织的不良影响，更好地发挥冲突的积极作用。

冲突处理主要采取的方式有：迁就的方式、回避的方式、折中的方式、攻击的方式和双赢的方式（图5-1）。每种方式均有各自的特点，适合在不同情境下使用。

（一）迁就的方式

采用迁就的方式应对冲突意味着把别人的需要放在高于自己的位置上，采取宽容、忍耐的态度，能让人处且让人，从而尽最大可能保持双方的良好关系。当争端的问题不是原则问题，或者你希望为以后的人际关系做好铺垫时，可以选择这一方式。但总是以牺牲自己的利益委曲求全不太现实，而且会使人产生懦弱、缺乏自信、无能力的感觉。

（二）回避的方式

回避的方式是指从冲突中撤离出来或者忽视冲突的存在，使自己的身体和心理暂时离开冲突的情境，主要用于因一些微不足道的事情引起的冲突，或者冲突正处于高涨阶段、需要时间冷却时，或者分歧只是潜在存在，或者是因为性格和价值观导致的冲突等。回避使双方能冷静并能控制自己的情绪，以便更好地处理矛盾。此外，回避冲突偶尔会因时过境迁而自行缓解，但多数情况下因问题并未解决，冲突依然未化解，而且总是采用回避的方式处理矛盾会让人感觉你缺乏诚意、高傲、孤僻。

（三）折中的方式

折中的方式又称妥协的方式，冲突双方本着解决问题的积极动机，每一方都放弃一些自己认为重要的条件，满足部分人际关系，以求双方达成一致。当目标和关系都相对重要，但双方不能满足自己的全部需要时，可采用此方式。这是冲突双方有严重利益冲突时经常使用的策略，是双方在权利上平等时最为理想的处理方式，能将一个复杂的问题暂时搁置起来，以便赢得时间，找到最适合的解决方法。

（四）攻击的方式

攻击的方式是指在冲突环境中，决不后退，连续发动进攻，想要控制和支配一切，包括责备对方，打断对方和强制三种类型。

1. **责备对方** 发现并指出对方的错误之处，并认为它在交流中起主导作用。

2. 打断对方　处理问题大嗓门儿，让对方一句话都不能插，经常演变成争论或辩论。

3. 强制　毫不犹豫地向对方提出要求或发出命令，为达到自己的目标不考虑他人。强硬地坚持自己的看法，强迫对方接受自己的观点，容易给人专横、固执、以势压人等不好印象，并且可能会激化矛盾。但是强制在管理者不得不解决由性格和价值观差异导致的冲突时最为有效，不仅因为它能平衡各方关系，而且在某些重要的问题上，不合常规的方法是必需的，而且非常有效。

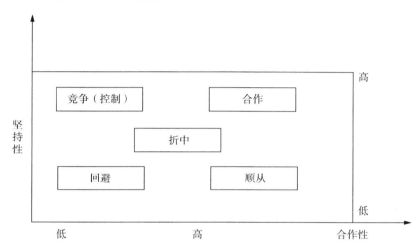

图 5 – 1　人际沟通的处理策略

（五）双赢的方式

用双赢的方式处理冲突是指双方采取合作态度，开诚布公地讨论，以一种积极而有信心的方式表达权利和观点，全面理解双方的差异，积极寻求共同利益，尽力满足对方的需求，为自己着想的同时顾及他人利益，从而使双方的利益都得到或部分得到满足，找到有利于双方解决问题的方案。采用双赢的方式解决冲突的重点，在于把对方当成助手，共同解决问题，而不是把对方当成对手。追求共赢，是解决冲突的最高目标。

双赢方式的策略包括以下几种：

1. 管理情绪，冷化冲突　当冲突发生时，产生不良情绪在所难免。但不良情绪容易使人丧失理智，双方如若不能对不良情绪加以控制，必然促使冲突加剧。发生人际冲突后，应该保持头脑冷静，把不良情绪降到最低限度。将争论的焦点集中在解决冲突上，而不要攻击对方、发泄情绪。

2. 换位思考，理解包容　生活中时时有矛盾，事事有矛盾。我们该如何解决这些矛盾呢？一个黄金法则是换位思考。它要求我们在考虑问题时，首先与对方调换一下位置，对调一下角色，从对方的立场去思考问题和解决问题。角色一换，思路自然变通了，对问题的认识和看法也就不一样了，矛盾就很容易被解决。

3. 分析双方需求，找出共同点　双赢的最终目的是使别人的利益和自己的利益都最大限度地得到满足。面对冲突，要冷静分析双方的真正需求是什么，这些需求是否具有某些共同点。找到共同的需求，就可以采取合作的方式，积极地解决冲突，寻找让每个人都满意的方法。

4. 运用智慧和幽默解决问题　用双赢的理念处理现代社会的人际关系，意味着我们要运用机智和策略去争取伙伴，在竞争中以互惠互利为基础，这样的合作才有持久的创造力。生活实践表明，幽默也是避免人际冲突，缓解紧张、尴尬的灵丹妙药。善用幽默能使人相处得更融洽，使彼此的关系更和谐。

从以上五种应对冲突的方式中，我们可以看到，双赢是具有建设性的解决冲突的策略；与双赢相反，攻击和回避通常有着消极作用；迁就与折中的效果既有积极作用也有消极作用。

复习思考题

一、课后思考

1. 赞美的基本原则和方式有哪些？
2. 谈谈该如何进行有效的批评？
3. 试述说服的基本原则？
4. 当人际沟通出现语言失误时，可采用哪些方式进行补救？
5. 冲突发生的原因有哪些？
6. 当遇到冲突时可以采取哪些处理方式？

二、案例思考

李女士，45岁，因上呼吸道感染到门诊输液室输液。张护士对李女士成功地进行了静脉穿刺，帮其调好输液滴速后，告知李女士不要自行调节滴速。但当张护士巡视时，发现患者自行调快了滴速，于是立即进行了调节，并说道："我刚才不是跟你说了，不要自己调滴速，太快的滴速会加重心脏负担，对你不利。"李女士说："我以前挂盐水都是这么快的，我也没出过什么事，我还有事，等不了这么久。"张护士急了："你如果出什么事，我可不负责任。"李女士一下提高了声音说："你这护士怎么这样说话，我能有什么事？你这是在诅咒我，你这是什么态度，我要投诉你！"就这样，李女士与张护士争执了起来，直到护士长赶到，进行了沟通和协调，张护士意识到自己缺乏耐心，没有从患者的角度去分析和解释，令患者不理解，同时，李女士也认识到误解了张护士的好意，自己言语太过激，双方都表示了歉意和理解。

思考问题：

1. 在该案例中，张护士与李女士之间为什么会发生冲突？
2. 如果你是护士长，你会如何进行沟通和协调？

三、阅读思考

阅读1

真诚地同情与理解对方

有一次，我在播音中提到《小妇人》的作者亚尔各德。当然，我知道她生长于马萨诸塞的康考德，并且在那里写下了她不朽的作品。但我一时不小心，说我曾到纽韩赛的康考德去拜访过她的老家。假如我只说了一次"纽韩赛"，或许可以原谅，但我不幸的是我接连说了两次。

随后，有许多的信函、电报，纷纷来质问我、指责我，有的几乎是侮辱，就像一群野蜂似的围绕在我那不能抵御的头上。其中有位老太太，生长在马萨诸塞的康考德，当时住在费城，对我发泄了她炽热的盛怒。

我打算写封信告诉她，虽然我在地理知识上犯了一个错误，可是她却连一点礼节常识也不懂。当然，这是我对她最不客气的批判，我还会卷起袖子告诉她，我对她的印象有多恶劣。可是我并没有那样做，我尽量克制自己。我知道只有愚蠢的人，才会那样做。

我不想同愚蠢的人一般见识，所以我决意要将她的仇视变成友善，那将是一个挑战，我所能玩的是一个竞技。我对自己说："如果我是她，可能也会有同样的感觉。"所以我决意对她的观点表示同情。后来我到费城的时候，打了个电话给她，电话中的谈话大概是这样的：

我："夫人，几个星期之前，你写了一封信给我，我要为此谢谢你。"

她："（用柔和、文雅、流利的声调）请问你是哪位？"

我："我对你而言是一个陌生人。我叫戴尔·卡耐基。几个星期前，你听我的电台播音讲到亚尔各德，而我犯了不可宽恕的大错，我说她曾住在纽韩赛的康考德，那是愚笨的人才会弄错的事，我为此向你道歉。你费工夫写信给我，真是太好了。"

她："我很抱歉，卡耐基先生，我写了那封信，向你发了脾气，我必须道歉。"

我："不！不！不该由你道歉，该道歉的是我，即使是个小学生，也不会弄出像我那样的错误来。我曾在后一个星期日播音中更正过了，现在我个人要对你道歉。"

她："我生在马萨诸塞的康考德，二百年来，我的家庭在马萨诸塞一直很有声望，我以自己的家乡为荣。听你说亚尔各德女士生在纽韩赛，实在使我难过，但我对于那信真是感到很惭愧。"

我："我愿意真实地告诉你，你的难过不及我的十分之一。我的错误对马萨诸塞来说并没有什么损伤，但是却伤了我自己。像你这样有地位、有声望的人，很难得会费工夫跟电台播音员写信的，如果你再在我的演讲中发现错误，我极希望你再写信给我。"

她："我实在喜欢你接受我的批评的态度，你一定是一个很好的人，我很愿意多认识你。"

当我以她的观点，对她表示同情和道歉时，我也同样得到了她的同情和道歉。对于能够控制自己的脾气，我感到很满意。以和善来交换对方所给的侮辱，也使我感到满意，我从中得到了无限乐趣。

阅读2

聪明的接警员

这是一个真实的故事。某年某月，一对中国夫妇在其美国纽约的寓所被害。在律师整理法律文件和证据材料时，看到了有一份美国报警电话"911"接警的电话录音记录档案，档案中女接警员的工作表现，令其感动和久久难忘。案例发生在深夜，中国留学生夫妇的家中，他们6岁的小女孩一觉醒来，走出二楼的卧室，突然看到父亲赤裸着上身，只穿着一条短裤，倒在底楼至二楼的楼梯上，身下一大片鲜血。孩子急忙拼命呼唤母亲，可是也没有回应，她根本想不到，母亲已经被杀死在底楼的厨房里了。极度恐怖中小女孩拨通了"911"电话报警。

下面是根据电话录音整理的通话过程：

接警员："这里是"911"紧急中心。"

孩子："对不起……（哭声）"

接警员："你在哪儿？"

孩子："……（哭声）"

接警员：" （迅速根据来电显示系统找到登记的地址）你是在北郊俱乐部2575号吗？"

孩子："……（哭声）"

接警员："好，平静些，我能给你一些帮助吗？"

孩子："我想他已经被打死了。"

接警员："发生了什么事？"

孩子："我看见他倒在楼梯上。"

接警员："现在你在哪儿？告诉我你的地址好吗？"

孩子："我在家里。"

接警员："你是在北郊俱乐部2575号吗？是？还是不是？"

孩子："我不知道。"

接警员："你不知道？你几岁了？"

孩子："六岁。"

接警员："好。你的爸妈在吗？"

孩子："爸爸……（哭声）死了。"

接警员："他死了？"

孩子："是的。我需要帮助（哭声）。"

接警员："你镇静一些。你看爸爸还在呼吸吗？"

孩子："我不知道。"

接警员："我马上派人来，你不要挂电话，好吗？"

孩子："……"

接警员："你叫什么名字？"

孩子："艾丽。"

接警员："你知道你的公寓号码吗？"

孩子："不知道。"

接警员："你看看周围有信件吗？上面有地址。"

孩子："G4。"

接警员："是G4？"

孩子："G4。"

接警员："你知道你的街名吗？"

孩子："……"

接警员："是北郊俱乐部吗？"

孩子："是的。"

接警员："你知道你的公寓门牌号吗？"

孩子："不知道。"

接警员："你爸爸的年龄？"

孩子："不知道。"

接警员："他发生什么事？"

孩子："他全身都是血。"

接警员："他在什么地方？"

孩子："在楼梯中间。"

接警员："楼梯在屋里还是在屋外？"

孩子："在屋里。"

接警员："有没有其他人和你在一起？"

孩子："我不知道妈妈在不在楼下，我想喊一下。"

接警员："好。"

孩子："妈妈！妈妈！"

接警员："有回答吗？"

孩子："没有。"

接警员："你有祖父和祖母吗？"

孩子："我的祖父和祖母在中国。只有爸爸妈妈和我在一起。"

接警员："好。你能做两次深呼吸吗……好……做得很好。你能为了父亲勇敢些吗？你看看他醒着吗？"

孩子："没有。"

接警员："你知道发生什么事了吗？"

孩子："我不知道。我在睡觉。"

接警员："好。他没有醒着？他不能和你讲话吗？"

孩子："不能。"

接警员："你知道妈妈在哪里吗？"

孩子："不知道。"

接警员："她会到外面去工作吗？"

孩子："不知道。"

接警员："好。艾丽，你不要挂断电话。你能看看你家门锁住了吗？你能为我打开门锁吗？"

孩子："我害怕去楼下。"

接警员："好，那你等在楼上。你能听到警报声吗？"

孩子："我没有听到。"

接警员："你继续和我讲话好吗？不要挂断好吗？"

孩子："好的。"

接警员："你做得很好。救援人员马上就要到了，他们是来帮助你父亲的。不要害怕，好吗？"

孩子："好的。"

接警员："你听到有人敲门吗？"

孩子："我听到了。"

接警员："如果你听到很响的撞门声，不要害怕，好吗？"

孩子："好的。"

接警员："他们来帮助你爸爸了，他们是救援人员。"

孩子："我听到他们在底下开门。"

接警员："他们想打开门进来，如果你听到很响的"嘭"的声音，不要害怕，是他们在撞门。"

孩子："好的……他们进来了！"

接警员："不要害怕，他们是来帮助你的。"

孩子："我知道了。"

陌生人："有人吗？"

孩子："有的。"

陌生人："你在哪儿？"

孩子："我在上面。"

陌生人："只有你一个人吗？"

孩子："是的。"

陌生人："我们是消防队员。"

孩子："好的。"

接警员："艾丽，你做得好棒，你怎么学会打'911'的？"

孩子："我妈妈教的。"

接警员："你妈妈教你的?"

孩子："爸爸妈妈都教过我。"

接警员："艾丽，你做得真好，我真为你骄傲。你是个聪明的女孩。"

消防队员："你受伤了吗?"

接警员："你受伤了吗?"

孩子："没有。"

接警员："现在有人和你在一起了。"

孩子："是的。"

接警员："他们是消防队员吗?"

孩子："是的。"

接警员："你做得真好。任何时候你看见有人受伤害或者遇到危险，你就给我们打'911'电话，好吗?"

孩子："好的。"

接警员："你读几年级了?"

孩子："一年级。"

接警员："我儿子也是一年级。哦！不，我想今年是二年级了（笑声）。"

孩子："我快过生日了。12月22日是我的生日。"

接警员："那就在圣诞节前。你会收到两份礼物。一份是生日礼物，一份是圣诞礼物。"

孩子："我不知道。"

接警员："会的，你会收到的。你感觉好些了吗?"

孩子："是的。"

接警员："好。你做得真好。"

消防队员："喂！我是消防队员。"

接警员："你与孩子在一起吗……这就好了。"

消防队员："警察到了！让警察和你讲话吧。"

警察："我是警官哈利根。"

接警员："这里是'911'紧急中心。"

警察："我已到现场。"

接警员："好了，谢谢。"

警察："再见。"

听完这段录音，我想，多数人都会沉思良久。陷入危险的人们向"911"紧急中心求援，接警员首当其冲。这位女接警员的工作记录显示了她的专业水平——训练有素、高度负责和人性关爱。面对一个讲不出家庭地址的六岁的孩子，接警员并没有轻易放弃，最后终于让孩子从信件上找到了"G4"这样的关键词，体现了接警员对一年级学生识字能力的最大程度的运用。我想，这几乎可以肯定是唯一获取地址的途径。接警员有高超的营造交谈气氛的能力。她通过谈话使一个处于极端恐怖状态之中、哭得讲不出话的孩子逐步镇静下来，从止住哭声到回答问题，不知不觉中脱离恐怖状态，思维逐渐活跃，直至主动说出自己下个月就要过生日这样的题外话，反映出孩子的情绪已经进入一个相对平静的状态。这种转变得益于接警员在交谈中创造的一种平和的气氛对孩子的感染和引导。最终，孩子在与接警员的交谈中等到了救援人员的到来，安全获救。

第六章　护理人际关系与沟通

在我国处于转型时期的特定背景下，坚持"以人为本"的理念，建立良好的护理人际关系是我们广大护理工作者必须正视和急需解决的问题。护理人际关系是指与护理工作有直接联系的人与人之间的关系，主要包括护士与患者之间的关系，护士与患者家属之间的关系，护士与医生之间的关系，护士与护士之间的关系，护士与其他医技人员的关系。其中，护患关系是护士在工作中所面临的诸多人际关系中最重要的人际关系。护患关系的核心是将患者利益放在首位，最佳效果是令双方都满意。因此，在护理工作中如能建立起良好和谐的人际关系，将有利于护理工作的顺利开展，有助于患者的身心健康，有助于护理质量的提高。

案例在线

　　护士小王在上班途中不慎与人撞到，到医院后还余气未消，遇到一位心肌梗死患者，病情好转，正待出院，医生给患者开具一些常用的药物，患者认为自己的病已经好多了，便问护士小王这些药是不是全用，护士小王说："你用不用关我什么事啊！"患者说："你说话怎么这么难听啊！"护士小王也气呼呼地说"什么话好听？唱歌好听，唱给你听？"患者当时气得面色发白，心梗复发，后来病情急剧恶化，因抢救无效而死亡。

　　启示：患者需要的是人际间相互的尊重与理解，只有我们努力去关注他们的病痛，尊重他们的人格，诚心诚意地帮助他们解决健康问题，才能够得到患者的信任和理解。关注、真诚和尊重是建立良好的护患关系的最佳方式。

第一节　护患关系概述

护患关系是护理人员与患者为了治疗疾病的共同目标而建立起来的一种特殊的人际关系，是护士职业生涯中最重要的人际关系。广义的护患关系是指护理人员与患者及其家属、陪护人、监护人的关系。狭义的护患关系是指护理人员与患者之间的关系。护患关系包含了对彼此的尊重、认知程度、态度、感觉、技巧和行为方式，体现了彼此的相互依存和互助关系。和谐的护患关系是护理人员建立良好人际关系的核心。

一、护患关系的性质和基本内容

（一）护患关系的性质

护患关系是双向的，是以帮助患者达到并保持最佳健康状态为目的，在特定的背景下形成的。这种关系除具有一般人际关系性质和特点外，还具有自身的性质和特点，其基本内容是：

1. 护患关系是帮助系统与被帮助系统的关系 护理人员与患者之间通过护理活动所形成的是一种帮助与被帮助的人际关系。帮助系统包括医生、护理人员及其他医务人员；被帮助系统包括患者、患者家属、亲友和同事等。其特点是护理人员对患者的帮助一般是发生在患者无法满足自己的基本需要的时候，内容是帮助患者解决困难，解除病痛。某一护士为患者提供帮助，实际上是执行帮助系统的职责，而患者接受帮助，也体现了患者及其所有支持系统的要求。

2. 护患关系是一种专业性的互动关系 护患双方的知识、体验、态度、情绪、个人经历等多方面的差异，都会影响双方的感觉和期望，从而影响彼此间的沟通和护理效果。护士作为帮助者，在工作中利用自身的专业知识和技能，履行护理职责，体现以患者为中心，提供减轻痛苦、促进健康、恢复健康的服务，因而护患关系是有明确目的的，是一种专业性的关系。

3. 护患关系是一种治疗性人际关系 护士作为一个护理专业的教育者、指导者，有责任了解患者目前的健康情况，制定积极有效的护理措施和健康指导来满足患者的基本需要。

4. 护患关系是动态发展的过程 护理人员与患者的关系是在患者患病的情况下形成的，是护患双方在特定医疗场所的相互关系。伴随着患者疾病的康复过程，护患关系处在动态发展之中。护士通过对患者实施健康教育、纠正患者的不健康行为、鼓励其参与护理活动的过程，使护患双方逐渐建立起相互信任和负责任的关系。通常情况下，这种关系会朝着积极的方向发展，但也有可能由于其中一方的需求没有被满足而导致护患关系的破裂。

（二）护患关系的基本内容

护患关系的基本内容包括技术性关系和非技术性关系。随着医学模式的转变和人们对自身价值认同的不断升华，人们开始慢慢关注非技术性关系在护患关系中发挥的作用。在关注的程度上，护士和患者对技术性关系和非技术性关系的关注重点有一定差异，护士更多关注的是技术性关系及由其带来的效果，而患者由于缺乏对技术性关系的评判能力，所以更多的是对非技术关系的感受做出评价。

1. 技术性关系 技术性关系是指护患双方在进行护理技术活动中建立起来的行为关系，是以护士拥有相关的护理知识和技术为前提的一种帮助性关系，以患者的诊治利益为准则，是护患关系的基础。

2. 非技术性关系 非技术性关系是指护患双方受社会、心理、教育、经济等多种因素的影响，在实施护理技术过程中所形成的道德、利益、法律、价值等多种内容的关系，并主要通过服务态度和医德、医风表现，是患者评价医院和医护人员的主要标准。非技术性关系可以对技术性关系起到强化和弥补作用。

非技术性关系主要包括以下几个方面：

（1）道德关系：是非技术性关系中最重要的内容。护士职业道德的基本原则是"救死扶伤，实行医学人道主义精神"。由于护患双方所处的地位、环境、利益以及文化教育、道德修养不同，在护理工作中很容易对一些问题或行为在理解和要求上产生不同的看法。护患双方必须按照一定的道德规范来约束自身行为，尊重对方。作为护理人员，应该自觉遵守职业道德规范，维护患者的合法权益，这对提高护理质量，改善护患关系有着积极的作用。

（2）价值关系：护士运用专业知识和技能为患者提供优质服务，履行护士职责，从而达到实现自我价值的目的；当患者通过治疗康复出院后，重返工作岗位，为社会做贡献，也同样在实现自我人生价值。

（3）法律关系：护患双方各自的行为和权益都受到法律的约束和保护。任何一方的正当权利受到侵犯都是法律不容许的。如护士在工作中不严格执行无菌操作、工作失职或技术不过关导致患者利益受损，患者可以依法申述；而护士身心受到患者的无理威胁和侵害时，也可以通过法律程序寻求保护。

（4）利益关系：护患双方利益关系最突出的特点是平等互助的人际关系，主要体现在对患者热情服务，一视同仁。护士通过为患者提供护理服务获得工资、绩效奖励，从物质上获得利益，患者康复后对护士表达感谢和理解，护士获得精神上的利益；患者在交付医疗费用后获得解除病痛、恢复健康以及住院期间个人隐私和权利受到保护的服务，从而获得物质和精神上的利益。

二、护患关系的发展过程与基本模式

（一）护患关系的发展过程

护患关系是一种特殊的人际关系，它的建立与发展，是为了满足患者的健康需要。从护理人员与患者接触开始至护患关系结束为止，可分为以下三个阶段。

1. 熟悉阶段——建立相互信任 自护士与患者初次见面开始，护患关系就建立了。此阶段护患关系发展的主要任务是与患者建立信任关系，护患之间的信任是建立良好护患关系的决定性因素之一，是以后进行护理活动的基础。

2. 工作阶段——获得相互信任 护患双方在信任的基础上开始相互合作。此阶段的主要任务是采取具体措施为患者解决健康问题。护士在提供护理时，应注意调动患者的主动性，鼓励其参与治疗护理活动，从而提高患者的自理能力及保健知识水平。

3. 结束阶段——护理效果评价 通过护患密切配合，达到预期目标，护患关系即进入结束阶段。此期护士应对整个护患关系进行评价，了解患者对其健康状况和护患关系的满意程度，并为患者下一步的健康制订计划打下基础。

（二）护患关系的基本模式

护患关系模式是医患关系模式在护患关系中的具体表现，护患关系分为三种基本模式。

1. 主动－被动型模式　也称支配－服从型模式。此模式受传统生物医学模式的影响，把患者看作一个简单的生物体，忽视了人的心理和社会属性，认为疾病是单纯地由生物或物理因素引起的，把治疗疾病的重点放在药物治疗和手术治疗方面。

该模式的特点是护士主动为患者做治疗，模式的原型似母亲与婴儿的关系。护士处于专业知识的优势地位和治疗护理的主动地位，针对患者的护理活动，只要护士认为有效果，无须征得患者的同意即可实施，而患者会一切听从护士的安排和护理，没有任何的主动权。因此该模式过分强调护士的权威性，忽视了患者的主动性，因而不能取得患者的主动配合，严重影响护理质量，甚至使许多可以避免的差错、事故得不到及时的纠正。

在临床护理工作中，这种模式主要适用于不能表达主观意愿，不能与护士进行有效沟通、交流的患者，如意识障碍、休克、痴呆、危重症患者、小儿以及某些精神病患者。

2. 指导－合作型模式　是目前临床护理工作中护患关系的主要模式。此模式是把患者看作具有生物、心理、社会属性的有机整体，认为患者是有思想、有情感活动、有意识的人。护患双方都处于主动地位，护士决定护理方案和措施，指导患者促进康复的方法；患者愿意接受护士的帮助，尊重护士的决定，积极配合医疗护理工作。

该模式的特点是护士告诉患者应该做什么和怎么做，模式的原型似母亲与儿童的关系。护士根据病情决定护理方案和措施，对患者进行健康教育和康复指导，处于护患关系的主要方面。患者则根据自己对护士的信任程度有选择地接受护士的指导并与其合作，其主动性仍然是以执行护士的意志为基础，以满足护士的要求为前提，包括叙述病情、反映治疗情况、配合各种护理措施等。在实际工作中，护士的权威性仍然起到决定作用，如为患者进行输液、吸氧、导尿等，都需要患者的配合，否则护理操作将无法实施。

在临床护理过程中，这种模式主要适用于一般患者，尤其是急性患者和外科手术恢复期患者。

3. 共同参与型模式　是一种双向的、平等的新型护患关系模式。此种模式以护患之间平等合作为基础，双方同时具有平等权利，共同参与治疗护理过程和决策及实施过程。这种模式，患者不仅与护士合作，还主动配合治疗、护理，积极参与护理活动，自愿向护士反映病情，与护士共同探讨疾病的护理措施和计划，在力所能及的范围内自己独立完成某些护理措施，如自己洗头、自己服药和自己洗漱等。

该模式的特点是护士积极协助患者进行自我护理，模式关系的原型似成人与成人的关系。患者自觉主动配合护士，有较强的参与意识，护患之间体现了平等合作的关系，患者人格和权力受到尊重，积极性得到发挥。护患双方共同分担风险，共同享受护理成果。

该模式是一种理想的护患关系模式，对于建立良好的护患关系，提高护理工作质量有着重要的作用。在临床护理过程中，主要适用于有一定文化知识水平的慢性病患者。

三种不同的护患关系模式在临床护理实践中不是固定不变的，可以根据患者的具体情况选择不同的护患关系模式。如抢救昏迷患者时，是不可能，也没有时间让患者参与意见或主动配合的，只能采取主动－被动型模式。而对有一定文化知识的慢性病患者可以选择共同参与型模式，充分发挥患者的主观能动性，提高患者自我护理的能力。总之，在临床护理工作中，护士应根据每个患者的不同情况，选择正确的护患关系模式。

三、护患关系的影响因素

影响护患关系的因素是多方面的。由于护士与患者接触的机会最多、最密切。因此护患之间也最容易发生关系冲突，从而影响护患关系的健康发展。影响护患关系的原因主要有以下几个方面的因素：

（一）护理人员因素

1. 服务意识　随着优质护理服务的深入开展，更进一步要求护理工作由实现"以医疗为中心"的服务模式向"以患者为中心"的服务模式转变，调整护理服务的方式、方法，完善护理服务的功能，增强护理人员的服务意识。在日常的护理工作中，由于护理人员不足，护士工作量大，工作内容也比较烦琐，往往造成护士接待不热情，宣教、解释不到位，有少部分护理人员服务意识不强，服务不主动，对待患者提出的要求不重视或不耐烦，甚至指责患者或家属，导致护患关系紧张。由此可见，护理人员的服务意识对建立良好的护患关系，提高护理质量具有很重要的作用。

2. 职业道德　护理从本质上说就是尊重患者的生命和权利，护士不仅以精湛的技术给患者以照护，而且要以良好的职业素养弥合患者精神和心理上的痛苦，使患者得到精神支持和心理安慰。在日常护理工作中，少数护理人员医德修养不够，缺乏全心全意为患者服务的精神，工作失职，态度生硬；极少数人以护谋私，造成护患关系紧张。

3. 业务能力　优质护理服务的开展，对护理人员业务能力的要求也愈来愈高，临床护理工作直接服务于患者，通过护士为患者提供主动、优质的护理服务，强化基础护理和专科护理的落实，使患者感受到广大护士以爱心、细心、耐心和责任心服务于患者的职业文化，感受到护理行业良好的职业道德素养和高质量的护理服务。但在临床工作中，由于个别护理人员知识、技术更新不及时，学习意识差等原因，导致其综合素质不高，缺乏扎实的理论知识和过硬的业务技术。或因工作中未严格执行操作规程、查对不严，造成用药、输液错误，导致患者死亡。或因护理交接班不严格、不认真或患者病情突变不能采取相应的应急措施等，导致不同程度的医疗事故或护理纠纷。

4. 心理因素　由于护理人员在护理患者的治疗活动中处于主导地位，个别护理人员认为患者有求于自己，往往以恩人自居，患者只能听从医护人员。如果患者提出自己的意见，则不太被关注，这会使患者产生厌恶或对抗情绪，影响了护患关系。有些护士心理素质不健全，容易将不良的情绪带到工作中，影响护理工作和护患关系。

（二）患者因素

由于患者素质、文化水平参差不齐，患者对患者角色的不适应、对护理工作的偏见或不认可等因素，常导致护患间的不协调，使护患关系不和谐甚至恶化。

1. 患者对患者角色的不适应 当某个人患病的时候，会产生各种不同的心理反应，如焦虑、恐惧、猜疑心加重、情绪易激动、孤独感、依赖性增强。患者的这种心理反应，如果得不到护士的理解和及时疏导，极易引起患者的情绪变化，继而导致矛盾和冲突发生，良好的护患关系就难以确立。

2. 缺乏社会公德意识 少数患者认为自己花钱看病，患者就是"上帝"，不尊重医务人员的人格和尊严，无视医院各项规章制度，以自我为中心，稍不如意就指责、侮辱甚至殴打护理人员，干扰了正常医疗秩序；对护理工作有偏见，不尊重护理人员的劳动，认为护士只能打针、输液、知识水平低，对护士的信任度和依从性远远低于医生，个别患者甚至把护理人员为患者服务看得低人一等，任意指责，甚至有些还无理取闹，不配合护士工作，影响护理工作的开展。

3. 对护理工作要求过高 在现实中，一些患者或家属要求护理人员（包括医生）只能成功，对医疗的期望值过高，对于患者的病情恶化不理解、不接受，情感发泄迁怒在护理人员身上，影响护患关系。患者或家属对护理结果的期望值过高是造成护患关系紧张的重要因素。

（三）医院管理因素

护理工作的管理不到位也是导致护患关系紧张的重要因素。

1. 缺乏对护士的培训和在职教育 目前护士的学历层次以大专为主，整体素质不太理想，不能适应社会发展对护理人员的要求，而管理部门如果缺乏对护士的培训和在职教育将影响良好护患关系的建立。

2. 医院管理缺乏忧患意识 在当今竞争激烈、复杂、多变的环境里，医院管理者应树立忧患意识，时时注意与各方面进行有效的沟通与交流，努力消除自身的缺点和对医院不利的各种影响因素，防患于未然。护理管理者通过加强护理风险管理，强化了护士的风险意识及质量意识，密切了护患关系，从而减少护患纠纷发生的几率。

（四）社会因素

影响护患关系的因素，除了护士自身因素、患者因素、医院管理因素外，还有一些社会因素。如相关法律、法规建设不健全，社会舆论导向的影响以及当前医疗保健供需之间的矛盾，影响了护患关系，增加了处理医患纠纷的难度。

四、护患关系的常见问题

护患关系从患者就诊时即建立，直至出院后才结束，贯穿于护理的全过程。在临床工作中，护士与患者接触的机会最多、最直接、最密切，因此，护患之间也最容易发生关系冲突。护患关系冲突，即护患交往发生障碍，是影响护患关系健康发展的一种客观状态。

（一）护患关系的冲突

护患关系冲突，即护患交往发生障碍，如同其他人际交往过程中经常会碰到的问题一样，护患关系冲突也常出现在护患交往的过程中。因此，要建立和发展良好的护患关系，首先要分析造成护患冲突的主要根源，才能有的放矢地调控护患关系。

1. 期望与现实的冲突　"白衣天使，生命的守护神"在社会上广泛流传，人们往往以此来勾画较理想的护士职业形象，相应地产生对护士职业素养较高的期望值，并以此来衡量他们所面对的具体的护士个体，用较高的标准来要求客观上难以理想化的护士。当他们的过高期望值与实际距离较大时，就会产生不满和抱怨，继而出现程度不同的护患冲突。

2. 需求与满足的冲突　患者，尤其是急重症、老年患者，住院后，由于生活不能自理，各方面需要人照料，当亲属不在时更渴望护理人员的精心护理。但当护理人员相对不足、护理工作十分繁忙的情况下，要对所有患者做到精心护理，确有实际困难。另外，患者的需求是多方面的，既有治疗、护理上的需求，又有饮食、生活、休息环境等方面的需求。一般来说，患者的这些要求都是合理的，对康复都是有益的，我们应尽力满足。但是鉴于目前医院的条件、设备和医疗技术水平，又很难满足患者的一切需求，在这种情况下，护理人员就不能埋怨患者挑剔，甚至与患者发生争执。应耐心向患者解释，争取患者的谅解，妥善地解决这些冲突。

3. 专业性与非专业性之间的冲突　患者住院期间最关心自己的疾病，非常强烈的康复愿望驱使他们想尽快地、全面地了解所做的检查、治疗、护理过程的每一细节。由于他们对疾病知识一知半解，所提问题在护士看来往往是重复的、无关紧要的；另一方面，作为护士，由于每天周而复始地进行同样的护理，容易产生职业倦怠，有时不能设身处地地去体谅患者的急切心情，对患者的反复提问缺乏耐心，这也是引起护患关系紧张的一个常见原因。

4. 休闲与繁忙的冲突　护士在为患者实施护理的过程中，整天面对大量繁琐的事务性工作，特别是随着优质护理服务工作的深入开展，整体化护理的推广，护士数量不足更加突出，每天除了完成常规护理工作之外，还要随时去应付一些突发性的事情。而患者几乎把全部注意力都放在自己疾病的康复上，对护士的忙碌"视而不见"，当个别患者的需求与护士的工作安排发生冲突时，患者可能对护士产生不满的情绪，指责护士不敬业；护士可能在疲惫、忙碌的状态下埋怨患者不体谅。由此可能导致护患关系紧张。

5. 依赖与独立的冲突　这种冲突较多地发生在患者的疾病恢复期。有的患者在疾病恢复期，护士要全面帮助患者重建自信，增强独立意识，促使患者获得健康与躯体康复同步的最佳身心状态。

6. 伤残与健康的冲突　许多患者在与护士交往时，对自身健康丧失的沮丧、自卑和对他人健全身体的羡慕、嫉妒，常可引起他们内心激烈的冲突，有时把对病残的恼怒迁移到护士身上。若护士不能理解患者的情绪反应，则可能出现互不相让的紧张气氛，甚至引发较强的护患冲突。

7. 质量与疗效的冲突　护理质量与实际疗效，一般来说是统一的。护理质量高，实际疗效就好，反之亦然。但是，在某些情况下，虽然护士精心护理，实际疗效却不一定显著，甚至病情恶化。在这种情况下，就产生了护理质量与实际疗效的矛盾，此时有的患者会错怪护士，使护理人员感到委屈，发生冲突。此时护士要理解患者的心情，宽容患者的责备，帮助患者分析疗效不理想的原因，对护理过程中的不到之处，应予以改进和弥补。

（二）护患交往阻抗

在护理过程中，虽然护患双方都有积极交往的愿望，但在实际生活中仍然会出现交往阻抗，从而影响了护患交往的深度及广度。护患交往的阻抗原因存在于护患双方。

护士方面的原因有：护士对服务对象的关注不够，使服务对象产生失落感、不信任及不安全感；护士缺乏应有的职业行为规范，在护理道德方面缺乏应有的个人素养；护士对服务对象的态度不良，如缺乏热情、敷衍、不耐心、指责等；护士本身具有一定的心理问题，与服务对象交往过程中人格、认知与情绪等不符合职业要求。在临床护理工作中，护士要有良好的职业道德，以爱心、耐心、细心和责任心温暖每一位患者。

服务对象方面的主要原因包括：服务对象对护士的期望值要求过高，脱离了实际而产生失望及沮丧心理，因而失去了与护士沟通的主动性；服务对象出于疾病的原因，出现负性情绪反应，如敏感、激惹、愤怒、抱怨等，使护士降低了与其交往的深度及广度；服务对象在患有躯体疾病的同时，也患有心理疾病，使护患关系转入对立、反感状态；服务对象受其他社会心理因素的不良干扰及影响，对护士及护理专业有一定的偏见，阻碍了护士与其正常的专业交往。护士要多与患者沟通，理解、同情他们，设身处地地为患者考虑。

第二节　护患沟通原则与技巧

随着整体护理在我国的深入发展，以"患者为中心"的护理模式日益凸显出它的优越性。而加强护患的沟通，建立良好的护患关系在此过程中显得尤为重要，掌握护患沟通的原则和灵活运用沟通的技巧，对提高医疗护理质量有着非常重要的作用。

一、治疗性沟通

（一）治疗性沟通的概念

治疗性沟通是一般性沟通在护理工作中的具体运用，是护患之间、护护之间、护士与医生及其他医务人员之间，围绕患者的治疗问题，并以能对治疗起积极作用为目的所进行的信息传递和理解，其实质是一种有专业目的的护患沟通。其目的是帮助患者应对与适应改变了的环境和现状，克服心理上的障碍，学会如何有效地与人相处，满足患者的需要，对患者的身心起到治疗作用。治疗性沟通具有一般性沟通的特点，但又区别于一般性沟通（见表6-1）。

表6-1　治疗性沟通与一般性沟通的区别

	治疗性沟通	一般性沟通
内容	与健康有关的医学信息及相关信息	没有限制
目的	有明确护理问题，适时进行健康指导	加深彼此之间的了解
地位	以患者为中心	双方平等
场所	医疗机构及与健康有关的场所	无任何限制
结果	建立良好护患关系，促进健康	可有可无

（二）治疗性沟通的特征

治疗性沟通具有以患者的健康为中心、有明确的沟通目标和目的、沟通的发生不以人的意志为转移、沟通需要双方不同程度的自我暴露等特点。

1. 以患者的健康为中心　护理人员所说所做的都是为了满足患者的健康要求。多数患者都有不同程度的自卑感和依赖性，部分患者由于疾病的关系，在沟通互动时行为会出现沟通障碍和沟通偏倚。如精神病患者或有神经症状的患者，在沟通中看起来可能是无礼的、令人不愉快的，护理人员必须接受患者的行为，并以友好的态度来协助患者恢复健康。以患者为中心的治疗性沟通能确认患者的自我价值，进而增强患者的自尊。

2. 有明确的治疗性沟通目标　沟通的目的是为患者的健康服务，护患互动中通常确定有一个与患者健康需要相关的护理目标及期望，以目标为导向才能维持以患者为中心的治疗性沟通。

3. 沟通需要双方不同程度的自我暴露　在治疗性沟通中，比较关注的是促进患者自我暴露以提高他对自己的问题的洞察力，护理人员的自我暴露却要求尽可能减少。

（三）治疗性沟通的分类

治疗性沟通分为指导性沟通和非指导性沟通两种类型。

1. 指导性沟通　是指由护士解答患者提出的问题，或者是护士围绕患者的病情阐明观点、说明病因、解释与治疗护理有关的注意事项以及措施等。主要适用于指导合作型的行为模式。指导性沟通可以充分展示护士的专业知识，而且沟通进程较快，需要的时间也少。但由于在指导性沟通时，护士处于沟通指导的主动地位，因此护患之间的互动性较差，不利于患者积极主动地参与治疗、护理过程。

2. 非指导性沟通 属于商讨问题式的沟通。非指导性沟通有利于患者积极主动参与治疗、护理过程，有利于帮助患者主动改变不利于自身健康的行为和生活方式，帮助患者找出影响健康的有关问题。主要适用于共同参与型的行为模式，在由于护患双方地位平等，非指导性沟通具有患者参与程度高，信息获取量大的特点。但非指导性沟通需要的沟通时间较长，所以较难在护理工作繁忙时开展。

（四）治疗性沟通的原则

1. 目的原则 护患之间的沟通是以满足患者要求、促进患者康复为目的，且有其特定的专业内容。因此，治疗性沟通应围绕交谈的目的进行。如护士要进行抽血，说："李大爷，您好！根据您的病情需要，医生为您开了化验单，明天早上请您不要吃饭、喝水，六点半左右夜班护士来为您抽血。"

2. 易懂原则 交谈时应根据患者的年龄、职业、文化程度、社会角色等特点，运用不同的沟通方式，使治疗性沟通的内容通俗易懂、便于患者理解和接受。

3. 和谐原则 沟通过程中应以和谐友善的态度、礼貌的语言与患者及患者家属建立良好的护患关系，创建和谐的沟通氛围。

4. 尊重原则 护士在与患者交谈过程中，应认真倾听患者的意见和建议，考虑他们的感受，尊重他们的选择，不要把护士的主观意愿强加给患者。

（五）治疗性沟通的步骤

治疗性沟通可分为以下四个阶段：

1. 准备与计划阶段 为了使治疗性沟通达到预期效果，护士在每次沟通前都必须做好沟通前的计划与准备工作。

内容准备——根据患者的病情、交谈所需时间的长短选择交谈时间；了解患者的基本情况，包括患者的诊断、主要治疗、住院记录、临床检查结果、阳性体征、护理诊断和护理计划，必要时可以向曾为患者诊疗过的医生、护士了解情况，可列出谈话提纲，掌握交谈的主动性。

环境准备——环境安排应根据谈话的对象、内容及病情进行选择，并应考虑患者的隐私；注意避开检查或治疗时间；注意了解患者能否坚持长时间交谈，是否还有其他需要。

2. 交谈开始阶段 护士与患者开始交谈时，不要过于急促，应采用礼貌优先和循序渐进的方式，给患者留下良好的第一印象；做到有礼貌地称呼对方，主动介绍自己的姓名、职务和责任，取得患者的信任；向患者说明交谈的目的和大致需要的时间，让患者有一定的心理准备；帮助患者采取舒适的姿势和体位，确保患者谈话时的舒适，有利于交谈的顺利进行。

3. 交谈进行阶段　此阶段是治疗性沟通的实质阶段。交谈中应坚持以患者为中心的原则。采用形式多样的沟通技巧，注意采用不同的交谈技巧和提问方式，关注患者的反应，运用非语言沟通的表达方式。

（1）常用的交谈技巧包括指导性交谈和非指导性交谈：①指导性交谈是护理人员确定问题并提供解决问题的办法。在交谈中，患者向护理人员寻求专业性指导和帮助，护理人员凭借所掌握的医学基础知识和丰富的临床经验，根据患者的咨询，为他们分析病因、评价病情，并提出适当的诊治方法。在指导性交谈中可以利用自己的专长为患者提供有效的咨询服务，有利于患者了解自己的健康问题，明确治疗方案。交谈双方以问题为焦点，交谈时磋商较少，进程较快，效率较高。但指导性交谈经常忽略患者对自身健康问题具备的初步观察和评估能力，不能充分调动患者自我保健的积极性，当医护人员指导错误或与患者观点不同时，可导致患者身心健康受损。指导性交谈中患者具有服从倾向，容易产生拒绝采纳医护人员建议的现象。②非指导性交谈是由患者引导谈话。护理人员的作用是促进交谈进行，对患者在某一问题方面表现出的自我探索给予支持性反应，并帮助患者确定、正视和解决问题。非指导性交谈讨论的主题是患者，交谈过程中双方地位平等，参与态度积极，患者容易产生形成决策后的自豪感和相应的遵医嘱行为。但非指导性交谈所需的时间较长，容易受工作时间和患者时间的限制。

（2）提问方式：使用提问方式引导交谈也是一种较好的交谈技巧。主要采用开放性提问的方法启发患者思考。提问时应注意一次只提一个问题，提出的问题应简单、明了，问题内容应符合患者的职业、年龄、文化程度、社会地位，尽量采用通俗的语言，少问闭合式问题。

（3）患者反应：在交谈过程中应注意观察患者对交谈内容的反应，尤其是非语言性的反应。如患者表现出关心、积极参与、疲惫或不舒适等。

（4）患者的非语言信息：护士可通过患者的面部表情、姿势、眼神等了解患者的真实情感，以获得更多的正确信息。如交谈过程中患者出现面色苍白、大汗、烦躁不安，说明患者病情变化，应立即停止交谈，给患者安排休息。

4. 交谈结束阶段　交谈的结尾和开始一样重要，顺利、愉快地结束交谈有利于建立良好的护患关系。要做到适时结束交谈、概括并核实重点内容、预约下次交谈时间并表示感谢，为今后的沟通打下坚实的基础。

（六）治疗性沟通的影响因素

影响治疗性沟通的因素包括护士、患者、情境等多种因素，但护士和患者是其中的两个主要因素。

1. 护士因素　护士在治疗性沟通中起主导作用，护患双方能否达成有效沟通，更多地取决于护士的职业情感、专业素质和沟通技巧等因素。护士在治疗性沟通的过程中随意改变话题、说教或主观判断、对患者虚假的或一般性的安慰、匆忙下结论或提出解决办法、不适当地隐瞒真情，都会影响护患之间的沟通效果。

案例在线

　　患者住院期间每天需要静脉输液，有些患者静脉条件不好，对穿刺感到特别紧张。

　　A护士在对患者说了输液的重要性之后，说："我用小针头给你穿刺好吗？你放松些就不会那么疼了，来，深吸气！"趁患者放松时，一针见血地完成了输液操作。

　　B护士说："9床某某！打针了！"扎好止血带后一边拍打患者手背一边抱怨着："你的血管位置不好，待会儿我帮你打好后不要多动哦！不然又要疼了。"

　　启示：积极的暗示语言常使患者不知不觉地积极配合，接受了治疗。

　　2. 患者因素　治疗性沟通是否有效，除护士方面的因素外，还与患者的个人经历、文化程度、心理状态以及疾病程度关系密切。

二、患者沟通能力评估

　　沟通是护士与患者进行交流的一种治疗性的护理技术，护患沟通是基础性工作。在护患沟通中，护士与患者是沟通的两大影响因素，护士占据主导地位，但对患者的沟通能力评估必不可少。准确地评估患者的沟通能力，有助于护士采取有针对性的沟通技巧。

（一）沟通能力表现

　　1. 认识判断能力　是认识事物属性的过程，是推理的基础，是患者对发生在身边的事物的性质、状况以及对其发展趋势的一种认定能力，主要由患者的知识积累、经验积累决定。

　　2. 适应应变能力　是指患者在外界事物发生改变时所做出的反应，可能是本能，也可能是经过大量思考过程后所做出的决策。

　　3. 表现发挥能力　是指患者对周围环境的感知及个人的情绪、情感用语言、动作行为传达出来的一种能力。

（二）沟通能力评估

　　根据患者的沟通能力表现，或者通过测评将沟通能力进行分级。

　　一级：愿意沟通。有沟通的愿望，能够回应他人发出的沟通信号。

　　二级：准确表达。能够耐心倾听他人的观点，基本把握他人谈话的主旨。能比较完整地表达自己的意见和想法，使对方能够理解。

　　三级：高效沟通。在与他人交流时能够准确理解他人的观点，积极地给予反馈。表达言简意赅，具有较强的逻辑性，观点清晰明确。

四级：注重技巧。通过一些语言技巧（如使用形象、比喻、排比等）清晰地表达较为深奥而复杂的观点。在表达时有意识地使用一些肢体语言作为辅助，增加语言表达的感染力。

五级：设计策略。预见到他人的需要和关注点，根据不同对象采取相应的沟通策略。对不同对象和情境所要求的沟通方式有系统和深入的认识，并能自如地运用和进行灵活调整。

三、护患沟通的原则与技巧

（一）护患沟通的原则

1. 了解沟通对象 护患沟通效果受患者身份、文化、职业、思想、性格等因素的影响。护士应根据患者知识水平、理解能力、性格特征、心情处境以及不同时间、场合的具体情况，选择患者易于接受的语言形式和内容进行交流、沟通。

2. 综合运用语言和非语言交流 俗话说"良言一句三冬暖，恶语伤人六月寒"，充分说明了语言艺术的魅力和作用。应以高雅脱俗的言谈、诚挚温馨的笑容、亲切谦逊的态度、庄重稳健的举止并举，构成护理语言、非语言交流系统。

3. 采用开放式的交流 护理人员在询问患者时，少用封闭式问句，如"是"或"不是"的问法，而应使用开放式问句，如："你认为呢?"同时，少用说理的方式，应尽量鼓励其说出自己的感觉与想法，护理人员可由此获得更多的资料。

4. 让患者主动表达 在整个会谈中，护理人员应信任和尊重患者，尽量鼓励患者自行选择话题来谈，倾听且引导患者诉说，切勿打断，以此提升患者的自尊，增强其自我价值感。

（二）护患沟通的技巧

良好的护患交谈，有助于缩短护患间的心理差距，是护理工作顺利开展的基础。护患沟通的成功与否，与交谈技巧密切相关，常用的交谈技巧包括倾听、提问、沉默、鼓励、移情、阐明、核实、申辩等。

1. 倾听的技巧

（1）倾听的定义：倾听是接收口头及非语言信息、确定其含义和对此做出反应的过程。一位音乐家曾说过："上天赐予人类两只眼睛，两只耳朵，一张嘴，欲使其多见、多闻、少言语。"调查研究显示，倾听在人际沟通中占的比例很大，如果把听、说、读、写按百分比计算的话，它们的比例分别是53%、16%、17%和14%。而且倾听伴随着交谈过程。莎士比亚曾说："最完美的交谈艺术不仅是一味地说，还要善于倾听他人内在的声音。"学会倾听，注重倾听，对护理工作有着重要意义。用心倾听会使患者感到备受关注和尊重，从而对护士敞开心扉，畅所欲言。

（2）倾听的内容：倾听包括倾听的神态、核对倾听内容和对倾听的反应。倾听的神态包括四方面内容。①距离：一般认为 1～2 米为好，太远或太近，双方都会感到未曾受注意。②姿势：一般应用一种放松的、舒适的姿势坐着，并稍向对方倾斜。③举止应大方、沉着、稳重。例如在护患交谈中，有的护士时而看书翻报，时而来回走动，这些都能使患者感到并未引起护士的重视，自己的事在护士心目中不是最重要的事。这就可能在双方关系中埋下阴影。④语言行为：一般他人在讲述时，不要随便打断他的说话，即使他的话题需要中断，也应注意方式，讲究技巧。

（3）倾听的目的：倾听的目的是收集情况，掌握信息，因此倾听不仅包括单纯地听，还包括核对内容和倾听的反应。当他人陈述完，你认为有些情况仍不清楚，则需要核对。如对某些细节、程度、范围的核对。核对时采用提问法，但要注意语态。不能有质问、责问的做法，不能使人感到倾听者对他产生怀疑。

（4）倾听的技巧：倾听在人际沟通中占有很重要的地位。认真倾听是护士对患者关注和尊重的表现。倾听不仅是要专心地听，用心地听，还要表达出对话题的兴趣。既要听到患者的表达内容，也要通过表情、动作等观察其非语言表达，用心体会并总结出患者要表达的意思，体会患者的真实感受，为其提供宣泄的机会。在沟通过程中，要全神贯注，集中精力，避免分散注意的动作；姿势自然，保持眼神交流；不打断患者说话，适当地使用能够表达信息的动作（如点头、微笑等）做出反应，表示你接受患者所述的内容，并希望他能继续说下去。这样，患者通常愿意向护士表达自己的心理感受。

知识拓展

倾听包括倾听者通过身体传达的专注以及心理的专注，是一个积极参与的过程。身体倾听的五要素（简称 SOLER）：Squarely（正面对着）、Open（姿势开放）、Lean（身体微倾）、Eye（目光接触）、Relaxed（身体放松）。心理倾听首先强调倾听者并非仅用耳朵听，更重要的是要用头脑、用眼睛、用心灵去听。用耳朵去听说话及其语调；用头脑去领会话语中潜在的信息；用眼睛去注意说话者的手势，身体姿势等行为表现；用心灵去设身处地地感受。其次，倾听不仅在于听，还要有参与，有适当的反应。反应既可以是言语性的，也可以是非言语性的。倾听更重要的是要理解说话者所传达的内容和情感，不排斥、不歧视，换位思考，鼓励其宣泄，帮助其澄清自己的想法。

2. 提问的技巧

（1）提问的定义：提问是使交谈能够围绕主题持续进行的基本方法，是收集信息和核对信息的重要手段。包括开放式提问和封闭式提问两种。开放式提问是一种不限制应答者回答的提问方式。开放式提问可获得较多真实的资料，但是需要的时间长，而且需要护士在提问前做好准备，引导患者的话题，保证提问的问题围绕主题展开。开放式提问常以"能否""为什么"等提问词语引导。封闭式提问将问题限制在特定范围，应答者只能回答"是""否""有""无"。封闭式提问限制了患者的回答，但是护士却可以在很短的时间内得到重要信息（表6-2）。

表6-2　封闭式问题转换为开放性问题举例

封闭式提问	转换为	开放式提问
刀口疼吗		您哪里不舒服
您还恶心吗	→	您胃部感觉怎么样
您还有问题吗		您有什么问题吗

（2）提问的目的：在交谈中提问除了达到核对的目的外，还可使交谈向纵深发展。提问时要遵循这样几个原则。①温暖性原则：如在护患交谈中询问："今天感觉怎么样？""您身体舒服点吗？"就让人感到温暖。相反，问："你是不是很痛，用药没什么效果？"这种态度就令患者的感觉不好。②开放式原则：即提问题目是敞开的，可由他人根据实际情况自由回答，而不该诱导式提问，这样很难听到真实情况。③中心性原则：提问应围绕主要环节和主导线索进行。询问得太多，杂乱无章，使他人不知如何回答。所以不宜张口就问，应从要了解的情况中选出最主要的情节问起。如对一个糖尿病的患者，护士应围绕着饮食种类及活动情况进行询问。可采用复述引导语，即将复述和附加问题这两种手段结合起来使用，如："听起来您的意思好像是……"

3. 沉默的技巧　沉默是指交谈时倾听者对讲话者的沟通在一定时间内不作语言回应的一种交谈技巧。沉默是超越语言力量的一种沟通方式，可以给患者思考和体会的时间。心理学教授格瑞德·古德罗曾在《谈话的艺术》中说："沉默可以调节说话和听讲的节奏。"在护患交谈过程中，恰当、有效的沉默，有助于患者平复情绪，鼓励患者倾诉，促进护患交谈。

4. 鼓励的技巧　在护患交谈的过程中，给予患者鼓励，能让患者感到被信赖和被肯定，这意味着欣赏患者的价值，增强其说话的信心，提高其战胜疾病的信念，促进患者康复和增添快乐。如何进行恰如其分的鼓励，可根据不同的情况采取不同的方式：肯定的眼神、赞许的微笑、激励的语言、不失时机地给患者诚恳的、夸赞的话语。如，"你今天气色不错呀""你看上去比前两天好多了"等。使患者有了更准确、更清晰的自我意识和自我概念，产生自我珍惜、自我关怀的态度。

5. 移情的技巧　护理人员从患者角度理解和感受患者，分享患者的情感，即为移情。移情是沟通人们内心世界的情感纽带，是建立护患关系的基础，是所有护患沟通的精髓。如，手术前患者对护士说："我很害怕，从来没有开过刀。"如果护士说："我想我完全能理解您现在的心情，如果是我，我也会害怕的。"这种感情上的共鸣，会使患者觉得护士平易近人，让患者感到自己被接纳、被理解，感到愉快、满足，更容易说出自己心中的担忧，请护士为其分忧。

6. 阐释的技巧　在交谈中，阐明观点是必要的。如护士在进行护理操作时，应不断地向患者阐述该项护理的目的、注意事项、配合要点及相关知识，患者也不断地向护士说明自己此时的感受。其实，这种阐明也是一种开诚布公，更是一种直截了当的沟通过程。

7. 核实的技巧　核实指倾听过程中，为验证自己听到或理解的内容是否正确而采用的沟通策略。比如：在谈话的过程中，护患双方是否理解准确了，还应适时向对方表述一下自己对其所说内容的理解或猜测，询问自己的猜测是否正确，暗示自己在努力理解对方的话语。如："你的意思是……吗？"这不仅有助于护士搜集信息，还可以使患者感到倍受关注，可以促使交流更深入地进行。

8. 申辩的技巧　必要的申辩可使他人明白自己的态度和观点，但注意交谈中不要申辩过度。否则会使他人觉得你"固执"。申辩要注意方式、方法、态度，要礼貌和谦虚。在护患沟通中更要注意。有时，不适当地与患者争辩，会进一步激化患者的情绪，使其短时间内难于冷静下来。所以，与患者交流时，即便是有应该说明、解释、申辩的问题，也要视患者的情绪而选择时机。

案例在线

> 患者的爱人来到办公室，要求特许丈夫使用自备的微波炉。
>
> 患者的爱人："护士长，我爱人胃不太好，有时想吃点热饭、热菜，我把微波炉带来了，请您允许我使用！"
>
> 护士长说："我也很理解你的心情，但病房是不允许使用电器的！你看，我办公室用的微波炉也需向医院审批用电许可证才能使用，这样吧，你爱人的饭菜拿到我的办公室来热吧，好吗？"
>
> 患者的爱人："我已经带来了，就允许吧！"
>
> 护士长："不好意思，我不能违反原则！"
>
> 患者的爱人："那麻烦你们了！"
>
> 护士长："没关系，应该的。"
>
> 护士长通过和患者家属交流，既说服对方遵守规章制度，又解决了患者的实际困难。

第三节　其他护理人际关系与沟通

和谐、良好的人际氛围，使人心情舒畅，利于个体能力最大限度发挥，是个体成功的增效剂。就组织而言，互相团结、互相协作的人际氛围，能增强群体凝聚力和向心力，利于组织目标的实现。无论个体或组织的管理者都应努力营造和谐的生活或工作环境。

一、护医关系与沟通

（一）新型护医关系模式

在医疗服务群体中，护士与医师的关系最为密切，而护医关系又是医疗人际关系中最重要的组成部分。随着生物医学模式向生物 - 心理 - 社会医学模式转变，护医关系模式也从过去的主导 - 从属型的传统模式向并列 - 互补型的新型护医关系模式转变。新型护医关系模式具有以下三个主要特点：

1. 相互并列，缺一不可 医疗护理是两个并列的要素，各有主次，各有侧重，共同组成了疾病诊疗的全过程。没有医生的诊断、治疗，护理工作就没有头绪；没有护士的具体操作，医生的诊治方案也无法落实。所以说，医生的正确诊断与护士的优质护理相配合，是取得最佳医疗效果的保证。

2. 相互独立，不能替代 医生和护士在医院为患者服务时，只有分工不同，没有高低之分。在医疗服务活动中，医生起主要作用，护士参与其中的某些工作。而在护理工作中，护士根据患者的病情和治疗方案，从整体护理需要出发，对患者的心理护理、生活护理、饮食护理、环境护理、健康指导等，制订符合患者个体的护理方案。

3. 相互监督，互补不足 由于护医之间关系密切，又相互独立，这就为监督和互补提供了可能。护医之间可以通过工作关系监督对方的医疗护理行为，及时发现和预防差错的发生。

（二）影响护医关系的因素

护医配合中会因为一些特殊原因产生矛盾冲突，从而影响护医关系。影响护医关系的主要因素包括以下几个方面：

1. 心理差位的存在 心理方位是衡量人际心理关系的基本指标，包括心理差位和心理等位两种情况。心理差位是指人际交往时双方在心理上分别处于不平等的上位或下位关系中，如师徒关系、主雇关系等。心理等位是指人际交往时双方在心理上处于同等位置，没有主从和上下之分，如朋友关系、同学关系等。

新型护医关系应该是一种并列 - 互补模式，是平等的合作关系，即心理等位关系。但由于长期以来受传统的主导 - 从属型护医关系模式的影响，部分护士容易对医生产生依赖和服从心理，在医生面前感到自卑和低人一等，不能主动、独立地为患者解决问题，只是机械地执行医嘱。与之相反的是，随着护理学科的发展和护理教育水平的提高，一些高学历的护士在临床护理过程中，过分强调护理专业的独立性和自主性，不能很好地配合医生工作。还有一些年资高、临床经验丰富的老护士，在工作中表现出的对年轻医生不尊重、不配合等现象。以上这些情况都可能影响护医之间的正常互动。

2. 过重的角色压力 医生和护士在为患者提供健康服务的过程中都有自己独立的角色功能，并在不同的工作范围内承担不同的责任。如果分工合理，医护之间的关系就容易协调。但实际情况却不尽如人意，许多医院的医护人员比例严重失调，医生多，护士少，岗位和人员不均衡，岗位设置不平等。另外，随着患者的经济意识和法律意识的不断增强，患者对医疗护理的质量要求越来越高，岗位的要求也在提高。这些现象都将造成护士的心理失衡和角色压力过重。面对不断增加的角色压力，护士的心理和情感容易变得脆弱、紧张和易怒，即使是一点小事也可能发生争执和矛盾，从而导致护医之间关系紧张。

3. 相互理解欠缺　患者的治疗过程是一个护医协作的过程，而护士和医生分属于两个不同的学科体系，各自负责不同环节、不同方面的专业任务，如果两个专业之间产生不理解，则容易影响双方的合作关系。如护士埋怨医生开医嘱不及时，物品使用后不能及时清理和归位；医生埋怨护士不能按时完成治疗计划，观察病情不仔细等。这些问题虽然都是表面现象，但实质却是护医之间缺乏对对方专业性质的理解与沟通，是影响护医之间建立正常工作关系的潜在因素。

4. 角色权利争议　医生、护士按照各自的职责范围行使权力，但有时会因为工作职责和权利义务的协调与沟通不及时而引发矛盾。如在执行医嘱过程中容易发生角色权利争议：医生认为开医嘱是医生的事，护士只负责执行，不需要干预；而护士则认为如果执行的医嘱有错误，就有权利进行更正，这也是护士的职责，医生不该拒绝。角色权利争议还可表现在由病情观察和评估结论不一致引发的争议。

（三）建立良好护医关系的原则

1. 患者第一的原则　这是指要把患者的生命、健康和利益放在首位，在这个原则下建立护医双方相互平等的和谐关系。如果护医之间因为角色权利发生争议时，双方应该在"患者第一的原则"指导下加强沟通，防止因为个人之间的权利争议影响对患者的治疗与护理。任何医疗护理行为都应以患者的利益为重，都应满足患者的需要和维护患者的安全。

2. 相互尊重的原则　因为护医关系是双向的，所以护医之间的尊重也应该是双向的，任何一方都不应轻视或贬低另一方。双方都应该主动帮助对方在患者面前树立威信，使患者对医疗、护理工作充满信心，使护医之间始终保持平等合作的良好关系。

（四）护士在促进护医关系中的作用

1. 主动介绍专业　护士在工作中应主动向医生介绍本专业的特点与进展，尤其是在整体护理的推广与实施的过程中，更需要护士主动介绍整体护理的特点、内容及具体实施办法，以得到医生的理解与协作。

2. 树立良好形象　合格的医护工作者必须是热爱自己的职业，能深刻认识、评价职业价值和意义的人。医生的行为举止应该是沉稳的，并谦逊、善于思考，能给人以依赖感，护士的行为举止则应得体细腻，服务细致，能给人以亲切感。

3. 相互学习理解　护医双方应该理解和尊重对方的工作，明确各自应该承担的责任和义务，尊重对方的人格，信赖对方的能力，在专业上相互学习，在工作中取长补短，形成一个相互理解、相互支持的合作氛围。

4. 加强护医沟通　护医之间的沟通协作是保证医疗护理工作顺利开展的基础。如在制订诊疗方案和护理计划时，护医双方要互通信息，使医生的诊疗方案能够为护理计划提供依据，护士的护理措施能够保证医疗方案得到及时实施。护士要切忌在患者面前与医生发生争执，更不要在患者或患者家属面前议论医生在治疗中的不妥之处，以免影响护医关系，发生医疗纠纷。

二、护护关系与沟通

护护关系是指各级护士之间的关系。由于护士的知识水平、工作经历、工作职责各不相同，在人际交往中会产生不同的心理状态，从而发生矛盾冲突。为了避免护护之间的矛盾冲突，必须掌握护护之间的沟通策略。

（一）护理管理者与护士之间的关系沟通

护士与护理管理者之间的关系沟通　护士在与护理管理者沟通时，对护理管理者有以下几个方面的希望：一是希望能与护理管理者搞好关系；二是希望护理管理者有较强的业务能力和组织管理能力，能够在各方面对自己进行帮助和指导；三是希望护理管理者能够公平、公正地对待每一位护士。而不同年龄段的护士对护理管理者也存在不同的需求。如，年长的护士希望得到护理管理者的尊重，并能够根据她们的身体情况和工作经验分配适当的工作；中年护士则希望得到护理管理者的重用，使自己在工作中能够发挥年富力强的优势；年轻护士希望得到护理管理者的赏识，并得到更多的学习与进修的机会。

因此，在护理管理者与护士的关系沟通中，双方都应明确对方对自己的角色期望，并努力达到对方的期望值，这样才能形成和谐的关系。

（二）不同层级护士之间的关系沟通

由于工作经历、学历等不同，不同层级的护士之间容易在沟通过程中发生矛盾。如，年长的护士容易因为自己临床经验丰富，工作责任心强而对年轻的护士看不起，认为年轻护士不敬业，对工作敷衍了事，拈轻怕重。而年轻的护士则容易因为自己精力充沛，知识面广，反应敏捷，动作迅速等看不起年长的护士，认为年长的护士墨守成规，爱唠叨等，从而形成新老护士之间的沟通障碍。再者，少数高学历护士自恃学历高，理论基础扎实，不愿意从事基础护理工作，也不愿意向临床经验丰富的低学历护士学习；而一些学历不高的护士，对那些只注重理论知识，不注重临床实践的高学历护士总是看不惯，从而导致交往障碍。

（三）护护之间的关系沟通策略

护护关系是反映护士素质及护理工作状态的重要标志。护护之间的沟通应以理解、尊重、团结、协作为基础，创造民主、和谐、友好协作的良好氛围。

1. 创造民主、和谐的人际氛围　护理人员内部的关系沟通，应提倡民主意识，加强信息沟通。作为护理管理者，既是护理工作的管理者，也是护护关系的协调者，首先应该以身作则，严于律己，知人善用，以理服人，在工作中多用情，少用权，要通过自己的非权力性影响因素（如品德、技能、知识和情感等）影响每一个护士。作为护士，要理解护理管理者工作的难处，尊重领导，服从管理，与其他护士互帮互学。年轻的护士应该多向年长的护士学习；多讲奉献精神；年长的护士应该多帮助年轻的护士掌握正确的护理方法和操作技巧，在护理实践中耐心地做好传、帮、带；学历高的护士应该多向临床经验丰富的护士学习；而实际工作能力强的护士则应该多向专业理论扎实的高学历的护士学习，以形成一种民主、和谐的人际氛围。

2. 创造团结协作的工作环境　护士承担的是一系列繁重的护理任务，这些任务的完成，不仅有赖于护士个人良好的综合素质，而且需要护护之间的团结协作，协调运转。护士之间要多考虑别人，把方便让给别人，形成一种团结向上、友好协作的工作氛围。

三、护士与患者家属沟通

护士不仅要与患者保持良好的关系沟通，还应与患者的家属保持良好的关系沟通。患者家属是沟通和联络患者感情，调整护患关系的纽带。通过良好的沟通，护士可以得到更多有关患者的信息，更有利于护理计划的制订和护理措施实施。

（一）常见护士与患者家属的关系冲突

1. 家属希望探视与治疗护理工作的冲突　家属在患者住院期间适当的探视有利于增强患者战胜疾病的信心，但是过于频繁的探视则会影响同室患者的休息，也会影响正常的诊疗、护理工作。但有的患者家属对此并不理解，当护士出面干预时，常常出现干预无效甚至引发争执，从而影响护患关系。

2. 家属要求陪护与病室管理要求的冲突　患者家属出于对患者的关心和对亲人住院的不放心，常常要求留在医院陪护患者，但医院管理制度中又对家属陪护有严格的限制。如果护士在管理过程中不能耐心解释、合理疏导，而是态度粗暴、横加指责，就可能引起关系冲突。

3. 家属经常询问与护理工作繁忙的冲突　患者家属出于对患者的关心，会经常向护士询问与患者疾病有关的问题，如：患者会有危险吗？现在患者的病情是否好转？疾病的预后如何等。如果护士强调自己工作忙，把回答患者家属问题当作额外负担，采取冷漠、不理睬或敷衍了事的态度，就可能引起护士与患者家属之间的关系冲突。

（二）护士在与患者家属沟通中的角色作用

1. 热情的接待者　护士应热情接待来医院探视患者的家属。在接待过程中，护士应主动向患者家属介绍医院环境和有关规章制度，交代探视时应注意的问题，询问是否需要帮助，使患者家属有一种被尊重、被接纳的感觉，从而主动与护士一起承担对患者照顾的角色功能。

2. 主动的介绍者　患者家属到医院探视是为了安慰患者和了解患者的治疗护理情况。护士应理解患者家属的这种心情，主动向他们介绍患者的诊疗情况以减轻他们紧张、焦虑的心情，以便患者家属提前做好安排。

3. 耐心的解答者　护士应根据自己掌握的专业知识和临床经验耐心解答患者家属提出的问题，把解答患者家属的询问作为建立良好护患关系的重要内容。护士应根据自己的专业知识和临床经验，对患者家属提出的问题进行耐心的解释，以解除患者家属紧张、焦虑的心理，促进护患关系的协调发展。

4. 热心的帮助者　疾病使患者的家庭面临新的困难，患者家属希望能在住院期间得到护士的帮助和支持。如果护士能了解患者家属的困难，向他们表示理解和同情，并主动为他们提供帮助，患者家属就会非常感激，就容易在护患之间建立和谐的关系。

5. 健康的指导、宣教者　一般情况下，患者家属都愿意与护士共同承担照顾患者的工作，但是多数患者家属并不具备医疗护理知识，不知道该如何照顾患者。这就要求护士对他们进行正确的指导、教育。尤其是对即将出院的患者，护士应主动与患者家属进行沟通，与他们一起拟定患者出院后的康复计划，指导他们按照计划帮助患者继续治疗和休养。

四、护士与医技、后勤人员沟通

在医院工作中，护士除了要与医生沟通外，还要经常与医技、后勤人员沟通。后勤人员包括医技辅诊、后勤服务等间接为患者服务的人员。由于不同的工作职责、工作性质、学历层次等在人际交往中可能产生不同的交往心理和矛盾，这会影响相互间的协作关系。如果处理不好这些关系，将影响医院正常工作的运行。

（一）护士与医技、后勤人员之间的沟通障碍

1. 护士与医技辅诊人员的沟通障碍　由于医技辅诊科室所包含的专业类别与护理专业的区别较大，独立性更强，护士一般不太了解医技辅诊人员的工作内容，医技辅诊人员也不太了解护士的工作特点，所以容易造成工作中不能相互支持和相互配合，一旦出现问题，还容易产生互相推诿或互相埋怨的现象。如检验人员埋怨护士采集标本的方法或剂量不正确，护士则埋怨检验报告发送不及时，介入室人员埋怨护士对患者的检查准备不充分，影响检查效果等。

2. 护士与后勤人员的沟通障碍　医院后勤部门是维持医院良好运行的重要支持部门。后勤人员能够为医疗护理提供环境、生活、物资、安全等各种保障，其工作内容与护理工作中的生活服务内容关系密切，因此护理工作离不开后勤人员的支持与理解。但有的护士对后勤人员不尊重，认为他们不是专业人员，工作技术性不强，不能直接为医院创造经济效益，甚至还有人认为是医院的医护人员养活了后勤人员。因此，在与后勤人员的交往中，有的护士常以命令的口气要求他们给予帮助，往往挑剔和指责他们。而后勤人员则由于缺少他人的理解与鼓励，也对自己的工作岗位不重视，不愿为临床一线工作主动提供服务，有时甚至故意拖延时间，导致医疗护理工作不能正常进行，从而影响护士与后勤人员的关系沟通。

（二）护士与医技、后勤人员的沟通策略

1. 相互支持与配合　与其他医技、后勤人员之间保持良好的支持与配合关系，是顺利开展护理工作的保证。护士在工作中不仅要考虑自身的工作困难，也应设身处地地

为对方着想。如果对方工作安排有困难时，护士应在不影响患者治疗护理的前提下，主动调整工作方案，尽可能地为对方工作提供方便。如在与检验人员配合方面，护士应正确掌握标本采集的要求与方法，了解疾病的诊断、治疗与检验的关系，做到及时、准确地送检标本。在影像检查方面，严格按照影像检查前的要求进行准备等。尊重、理解、体谅后勤人员的劳动，合理安排领物时间，以减少后勤人员不必要的工作量。

2. 相互理解与尊重　护士与其他医技、后勤人员虽然专业不同，职责不同，但工作目标相同，没有谁轻谁重以及高低贵贱之分，都是为患者的健康服务的，都应得到他人的尊重和理解。在与他们交往中，护士应注意体现自身良好的职业道德和个人修养，善于利用多种方式与不同知识层次、不同专业类别的人沟通。如果在沟通中因为护士的原因导致沟通障碍，护士应主动承担责任，多做自我批评。如果出于对方的原因造成一时的工作被动，也不要一味地指责、埋怨，而应根据情况采取对方能够接受的方式提出自己的意见和看法，并主动帮助对方做好善后工作，将失误的不良影响降低到最低的程度。只有这样才能保证医疗护理工作的正常运转，保持良好、和谐的人际关系。

附表 2　沟通能力测试

1. 你的主管领导的领导邀请你共进午餐，回到办公室后，你发现你的上司对此颇为好奇，此时你会：
   - A. 告诉他细节内容
   - B. 粗略描述，淡化内容的重要性
   - C. 不透露相关内容

2. 当你主持会议时，有一位下属一直以不相干的问题干扰会议，此时你会：
   - A. 告诉该下属在预定的议程结束之前先别提出其他问题
   - B. 要求所有的下属先别提出问题，直到你把正题讲完
   - C. 纵容下去

3. 当你跟上司正在讨论事情时，有人打长途电话来找你，此时你会：
   - A. 告诉对方你正在讨论重要的事情，待会儿再回电话
   - B. 接电话，而且该说多久就说多久
   - C. 告诉上司的秘书说自己不在

4. 有位员工连续四次在周末向你要求他想提早下班，此时你会说：
   - A. 你对我们相当重要，我需要你的帮助，特别是在周末
   - B. 今天不行，下午四点钟我要开个会
   - C. 我不能再容许你早退了，你要顾及他人的想法

5. 你刚好被聘为部门主管，你知道还有几个人关注这个职位，上班的第一天，你会：
   - A. 把问题记在心上，但立即投入工作，并开始认识每一个人
   - B. 忽略这个问题，并认为情绪的波动很快会过去

    C. 找个别人谈话，以确认哪几个人有意竞争此职位

6. 有位下属对你说："有件事我本不应该告诉你的，但你有没有听到……"你会说：

    A. 谢谢你告诉我怎么回事，让我知道详情

    B. 跟公司有关的事我才有兴趣听

    C. 我不想听办公室的流言

7. 你认为你的文字和口头表达能力强吗？

    A. 是　　　　　B. 一般　　　　　C. 很差

8. 你能很好地运用肢体语言表达你的意思吗？

    A. 是　　　　　B. 一般　　　　　C. 很差

9. 你能很容易地认识一个陌生的人吗？

    A. 是　　　　　B. 有时　　　　　C. 否

10. 你能影响别人接受你的观点吗？

    A. 是　　　　　B. 有时　　　　　C. 不能

11. 与人交谈时你能注意到对方所表达的情感吗？

    A. 是　　　　　B. 有时　　　　　C. 不能

12. 你是否能用简单的语言来表述复杂的意思？

    A. 是　　　　　B. 一般　　　　　C. 否

13. 朋友评价你是个值得信赖的人吗？

    A. 是　　　　　B. 一般　　　　　C. 不是

14. 你能积极引导别人把思想准确地表达出来吗？

    A. 是　　　　　B. 有时　　　　　C. 不能

15. 你是否善于听取别人的意见，而不将自己的意见强加于人？

    A. 是　　　　　B. 有时　　　　　C. 不能

测试标准：

选择 A 得 2 分，选择 B 得 1 分，选择 C 得 0 分，然后将各题所得的分数相加。

测试结果：

（1）总得分为 22～30 分，沟通能力很强，是沟通高手，口头表达能力强，说话简明扼要，很容易让对方接受你的观点。

（2）总得分为 15～21 分，沟通能力中等，你的沟通能力发挥得不稳定，有时会引起沟通障碍，要想提升自己的沟通能力就要努力锻炼。

（3）总得分为 14 分及以下，沟通能力差，想要表达的意思常常被别人误解，给别人留下不好的印象，甚至无意中对别人造成伤害。

实践活动

一、如何与患者沟通

【目标】通过角色扮演，使同学们掌握与特殊患者沟通的技巧，促进理论与实际结合。

【时间】60 分钟。

【准备】分组，病历资料。

【步骤】

1. 同学们分为六人一组，每一组领一份病历资料。

2. 小组成员对病历资料进行阅读分析，根据分析结果设计出沟通的方法。

3. 根据设计的沟通方案分组进行情景模拟表演。

4. 各个小组之间和老师一起对表演中沟通的效果进行评价，分析，总结。

二、如何与患者家属沟通

【目标】通过角色扮演，使同学们掌握与患者家属沟通的方法。

【时间】30 分钟。

【准备】病历资料：一位急性阑尾炎患者，女性，56 岁。患者痛苦面容，经过医生诊断、分析、手术前讨论，拟采取手术治疗。手术前，责任护士需要向家属进行手术前宣教及告知需要配合的事项。

【步骤】

1. 选取学生扮演患者与医护人员。

2. 学生根据患者的病情、手术的方法、手术后注意事项及护理要点等设计台词，与患者家属进行沟通，争取家属理解和配合。

3. 评价。内容包括情景设置、沟通内容、沟通的效果、家属的配合程度。

4. 未参加表演的同学谈感受、提意见。

复习思考题

一、课后思考

1. 治疗性沟通的含义、特征和原则是什么？

2. 护患关系模式有哪些？

3. 简述护患关系的常见问题。

4. 护患沟通的基本技巧包括哪些内容？

5. 护士在与患者家属沟通中的角色作用是什么？

二、案例思考

患者女性，75 岁，因急性中风住院，左侧肢体瘫痪，左侧机体感觉缺失，营养不良。由于责任护士没有为患者及家属详细地讲解入院宣教及预防压疮的健康指导，住院 2 天后，护士在为患者翻身时发现骶尾部有一大小为 7cm×5cm 的 Ⅱ 度压疮，家属对此意见很大，认为护理人员工作不到位，尤其是责任护士工作未尽责，并要求到医院投诉她。由于这位责任护士的孩子最近身体不好，情绪不稳定，与患者家属发生了争执，并说自己尽职了，各项工作都按照医嘱执行了，并说患者家属不理解护士，随便怎么投诉都不怕，家属非常生气。护士长了解情况后，一方面立即安慰患者及家属，并承认护理工作存在的不足，同时详细地告诉家属，肢体功能障碍的患者很容易出现压疮，并安排另外一名护士负责这位患者的护理，每天制订详细的护理计划并按时落实。另一方面每天抽出一定的时间亲自到床旁指导家属如何护理患者，家属配合很好。通过精心的护理和沟通、指导，最后患者压疮痊愈，病情恢复良好，出院，患者及家属非常感激。

问题思考：责任护士在与患者及家属的沟通中，有哪些不妥之处？为什么护士长能够与患者家属很好地沟通？

三、阅读思考

不语禅

有个和尚，号不语禅，他名为禅师，实际上并无学识，全靠他的两个侍者代他答问。

有一天，两个侍者外出，恰好有一和尚来向他求教。和尚问他："什么是佛？"禅师回答不出，慌乱中不知所措，便东看看、西看看。和尚又问："什么是法？"禅师仍回答不出，他看看上边，又看看下边。和尚又问："什么是僧？"禅师照旧回答不出，无可奈何，便闭上眼睛。和尚又问："什么是加持？"禅师还是不知道，只伸了伸手。和尚告辞走出寺门，正好遇见两个侍者回来，便告诉他们说："我问佛，禅师东看西看，意思是人有东西，佛无南北；我问法，禅师看上看下，意思是法是平等的，没有高下之分；我问僧，他只是闭目养神，意思是白云深处高卧的那位，就是一位德高望重的高僧；我问加持，他就伸出手，意思是接引众生。这位大禅师的学识真是达到了明心见性的境界了。"

侍者回到禅师身边，禅师大骂道："你们到哪里去了，不来给我帮忙，叫我出尽洋相。他问佛，而我东看你不见，西看你又不见；他又问法，我是上天无路，入地无门；他又问僧，我无可奈何，只好假装睡觉；他又问我加持，我自愧什么都不知道，还做什么长老，不如伸手挨门去要饭，当个叫花子算了！"

思考重点：从禅师与和尚的非语言沟通过程，谈谈在护患沟通中对非语言沟通的认识和理解。

第七章　护理实践中的沟通艺术

在护理工作中，护士要加强语言的学习、修养，提升人际沟通能力。良好的护患沟通，对护士而言，能体现"以人为本"的整体护理思想；对患者来说，体现了尊重与被尊重的统一，其权利和义务的行使和承担也有了可靠的保障。因此，护士不仅要有丰富的护理理论知识和精湛的护理操作能力，而且要加强护患沟通能力的培养。

案例在线

　　某护士巡视病房，发现一患者输液完毕，立即拿棉签帮患者拔针，之后叫患者自己按压，导致针眼处皮肤青紫、肿胀。

　　分析：

　　1. 该护士哪些地方违反了护理操作中的语言沟通程序？

　　2. 正确的做法是怎样的？

第一节　护理操作沟通

护理操作技能是执业护士的核心能力之一，是临床护士的基本技能。而对于护理技能操作的程序和标准，原有的理论与实践资料多侧重于操作步骤的标准化，对患者的关注、与患者的交流要求较少，导致护士在技能操作中缺乏人文关怀及对沟通技巧的运用。护患沟通直接影响护患关系和患者能否积极接受、配合治疗，且有效的护患沟通可以降低医疗纠纷，提高医疗护理质量。

原卫生部于 2008 年在全国范围内开展的护理基本技能操作训练中，倡导护理技能操作前后评估和对患者的告知，以及操作中语言沟通的运用。国内护理正在向国际化护理方向迈进，护理技能操作标准与语言沟通本着应用临床、指导实践的原则，将人文理念与护理操作标准相结合，使护士通过护理操作沟通，为患者提供更优质的护理。

一、护理操作沟通的意义

在执行护理操作时，适时、恰当的沟通可以让患者体会到护士的关爱，充满安全感和亲切感，使患者在治疗的同时感到身心舒适，对护理人员的操作更容易理解和接受。

护患沟通的有效性直接影响患者的满意度。操作过程中的沟通，使患者及家属了解相关疾病及护理知识，减轻了治疗护理过程中的精神压力，预防和降低了身心不适感，提高了患者的参与意识，同时提高了护理人员在患者心目中的威信，也使他们增强了自我护理能力，积极主动地参与治疗，护理效果显著提高，整体护理质量得到了提升，患者对护理操作的满意度大为提高。

知识链接

据报道：临床上80%的护理纠纷是由于沟通不良或沟通障碍导致的，30%的护士不知道或不完全知道如何根据患者不同的情绪采用不同的沟通技巧，83.3%的护士对沟通方式基本不了解，33.3%的护士认为对患者及家属提出的不合理要求应不加理睬。有研究发现，77.78%的患者希望每天与护士交谈1次。从以上数据中不难看出，目前护士的沟通能力与患者的沟通要求还远远不相适应。

二、护理操作中的语言沟通规范

1. 操作前评估 操作前评估患者身体及情绪状态是否适合做某项操作。"您好，我是您的责任护士（介绍姓名），请问您叫什么名字？床号是多少？您今天感觉怎么样？一会儿我要为您做……操作，请您不要紧张，这项操作很简单（介绍操作过程及目的、意义），我来看看您现在的情况（检查操作相应部位的情况并向患者说明），在操作过程中需要您跟我配合（指导患者如何配合并练习）。好，您做得很好，您现在需要去卫生间吗？我可以协助您。请您先休息一会儿，我回去准备一下用物，我们一会儿见。"

2. 操作前沟通 为了治疗的安全还需要再核对患者的姓名，床号。"请告诉我你的名字和床号好吗？您准备好了吗？还有什么问题吗？那好，现在我帮您准备好（根据操作需要调整体位），这样您舒服吗？那我们开始操作了。"

3. 操作中指导 "（称呼患者姓名），现在我要做……操作，请您跟我配合一下。好，您做得很好，可能会有点不适，请您忍耐一下（需要患者配合或与患者身体有接触的都需要与患者进行沟通）。"

4. 操作后宣教 "（称呼患者姓名）……操作已经给您做完了，您现在感觉怎么样？您应注意（做相应操作后注意事项宣教）……您还有什么问题和需要吗？您这样躺着舒服吗？那好，有事您可以按呼叫器叫我，我也会随时巡视病房，您好好休息吧。"

三、护患沟通障碍原因及对策

随着人类社会的进步，人们文化生活水平的日益提高，健康观念的转变，患者的自我保护意识的日益增强，加上护患关系的特殊性及一些主客观因素的影响，护患沟通障碍或者沟通不良极容易发生，从而引发不必要的护理、医疗纠纷。

（一）护患沟通障碍的形成因素

1. 护士自身因素

（1）职业情感低落：由于受社会不良风气及传统观念的影响，有少部分人轻视护理工作，造成了护士心理不平衡，使护士对护理工作产生了消极情绪，于是疏于沟通。

（2）护士专业术语过多：住院患者来自不同地域、不同行业，个性和文化水平不同，对医学专业知识的了解程度不同。如果护患沟通时，护士过多采用专业术语与患者交流，容易产生误解或不被理解，影响交流效果。如护士在通知患者术前准备时说："（称呼患者名字），你十点以后要禁食禁水了。"患者很容易听成"十点以后要进食进水了"。

（3）由专业技术不精湛而致的不信任：医疗是服务行业，患者对医护人员的技术水平和服务质量要求很高，如果护理过程中技术差，服务不到位，很容易造成患者及其家属的不满。

（4）知识缺乏或运用不当：由于专业知识缺乏，护士有时对患者的提问不给予解答，致使患者认为护士态度生硬，使患者及家属在心理上产生反感，不利于良好护患关系的建立。

2. 患者方面因素

（1）患者个人因素：由于不同患者年龄差异较大，受教育程度、职业、信仰和价值观及经济状况不同，患者对于护理的要求标准也各不相同，这就导致了一样的服务方式在面对不同人的时候会产生沟通障碍。尤其是患者的知识水平影响着护患沟通的程度和深度。由于患者缺乏医学专业技术知识，对医护人员抱有很大的期望和依赖，一旦他们的期望目标没有达到，容易将不满、愤怒等情绪发泄到护士身上。

（2）滥用法律赋予的权利：近年来，随着维权意识的增强，患者更多地考虑到自身利益，过于强调自己的权利和护士的义务，再加上对某些医疗费用不满，就会形成一旦有什么不满，便会有意夸大。而护士为了避免类似情况发生，常会有意无意地拒绝与患者进行沟通。

3. 环境因素 由于医院是一个特定的、局限的环境，患者来到医院，陌生的周围环境、心理因素等时时刻刻影响着患者的各种心理感受，影响着护士和患者之间的沟通。

（二）构建良好护患关系的对策

（1）提高护士自身素质，增进护患关系：护士的自身素质、技术水平是第一位的，因此要多学习理论知识，注重实践操作锻炼，不断提高自身的综合素质。平时还要学习多学科的知识，拓展自己的知识面，以过硬的素质赢得患者的信任与肯定。还应注重个人仪表、审美等综合能力培养，言行举止做到得体大方。

（2）倾听患者心声，提高服务质量：患者住院渴望得到医护人员的关心、同情和照顾，因而应注重情感治疗，倡导心理护理模式，从心理学的角度针对每个患者的心理特点进行有效沟通。

（3）营造温馨舒适的医疗环境：住院环境的好坏对于患者来说极为重要，要尽一切力量改善病房的硬件措施。另外，还要开展相应的健康教育宣传活动，发放一些健康教育宣传材料，普及健康教育知识，提高患者的自防自护能力，实现环境治疗的功能。

（4）恰当运用沟通技巧，不过多使用专业术语：护理人员要尊重与理解患者，用爱心、同情心、责任心，真诚地与患者沟通。在与患者及家属交代病情、做解释工作时，应有针对性地、使用适合其文化层次、社会背景的语言，内容明确、重点突出，使其能够得到准确的信息。在交谈时要避开患者关注和敏感的话题，注意把握交谈的深浅度，要给双方留有余地。

（5）了解患者的知识背景：护士要了解不同患者的知识背景，根据不同的对象、性别、文化和职业，选择谈话内容与方法，消除患者的思想顾虑，解释疑难，多应用开放式谈话方式，鼓励患者陈述，并表示接受或用重复患者的陈述等方式鼓励患者。

知识拓展

调查发现，影响护患沟通的主要因素是缺乏相关的心理学知识以及相应的沟通技巧。为帮助广大护理人员掌握更多的沟通知识及技巧，现介绍一种交往分析理论。

交往分析（transaction analysis，TA）是由美国心理学家 Eric Berne 所创立的一种用于心理治疗的理论。该理论认为，每个人的人格都是由家长角色（parent）、成人角色（adult）、儿童角色（child）这三种自我角色构成的。随着人际交往的内容、对象和环境的改变，自我角色也要改变。

家长角色（P） 它是人们头脑中所记录的童年时期的外部事件的总和，孩子将自己家长的言谈、行为、观念、见解全部记录在"P"这个记忆磁盘上，形成丰富的"外部经验"，构成一个人的"父母意识"。在与人相处和处理事务的时候，这些"获得"和"经验"就会重温和再现，自觉不自觉地表现出"父母意识"来。这就是自我中的"家长角色"。"P"分为威严的家长角色和慈爱的家长角色。"P"中记录了家长所灌输的关于宗教、政治、道德、文化、传统、生活方式、性别角色等各方面的规则和准则，这些规则有的是合理的，有的是不合理的，甚至是一些偏见。这些都构成了威严的家长角色。人们在与他人进行交往时，时常不由自主地处于威严的家长角色。如果父母对孩子是具有爱心和温情的，"P"则记录了家长的关怀、爱护等抚育行为，这些则构成了慈爱的家长角色。人们在与他人交往时，也会重复童年时期学自父母的一些慈爱行为。

儿童角色（C） 儿童时期所体验的自然冲动、情感反应、态度、感觉、经验等全部记录在"C"这个磁盘上。这种童年时期的情感体验被记录下来，就构成了我们的"C"。儿童在其早期经历中还不能用语言充分表达自己，因此大多数反应是情感的反应，饿了、困了或尿湿了就哭，感到舒适、高兴就笑。当孩子长大一些，就会有更加复杂的情感，这些消极或积极的情感被永久地记录在大脑之中，内化为我们的"C"。当孩子成年以后，遇到类似的生活事件时，就会再现童年时的经历，重温童年时的感情。

成人角色（A）　儿童在成长过程中，逐渐会发现自己在实际生活中所领悟的经验与"P"中传授的生活观念和"C"中体验的生活观念有所不同，这就是"A"形成的开端。"A"像一台能够进行信息处理的计算机，将各种由外界刺激形成的资料，在自身经历的基础上，加工分类，决定取舍。包括对"P"中的资料进行检验与分析；对"C"中的资料进行检查与甄别；还对遇到的事情做一些可能性的估价。Eric Berne 指出："A"是一套独立的感觉、态度、行为方式。主要特征是富有理智和逻辑性，既不会感情用事，又不会用长者姿态主观地审事度人，他们常以客观的态度理性地以事论事，并力求富有逻辑性地、整体地来看问题和预测可能的结果。

护患沟通时，作为护士应该用哪一种角色与患者相互沟通呢？这就是人际交往中的"行为决策"问题。三种角色就是内心世界的三个不同的行为决策者。"C"是个"感情用事"的行为决策者，它不会根据社会的、他人的利益和自己的长远利益来考虑"合理与不合理""应该与不应该"的问题，而只是考虑"喜欢不喜欢"和"高兴不高兴"的问题。"P"是一个"照章办事"的行为决策者，它的"章程"就是头脑中所记录的那些由权威人士提供的行为准则。"A"是一个"面对现实"的行为决策者，它既不像"C"那样感情用事，也不像"P"那样只会照章办事，它善于独立思考，善于根据实际情况做出明智的选择，具有自觉性、客观性与探索性，致力于弄清事物真相、事物间的关系与变化规律，能够站在别人的角度审视自己，具有反省能力。在护患交往中，护士应该根据内容、对象和环境的不同而选择不同的自我角色。以适宜的交往方式与患者沟通。

第二节　不同工作环境下的护患沟通

疾病是严重的心理冲击源，在住院期间，患者会产生各种各样的心理反应和心理问题，如焦虑、抑郁、恐惧、孤独、敌对等负性情绪状态。除了这些共同特征外，不同科室的患者还具有一些独特的心理特征。临床上因科室不同、病种不同、年龄阶段不同等，患者会有不同的心理需求。临床护理人员对此应有足够的认识，必须了解并分析患者不同的心理特点，有的放矢地实施护患沟通，以提高治疗效果及患者的生活质量。

一、内、外、妇、儿患者的心理需求与护理特点

（一）内科患者的心理需求与护理特点

一般来说，内科系统疾病有着病种多、病情复杂、病程长的特点。内科收治的患者，多半为年龄偏大的老年人，行动不便，病情复杂，加上心血管疾病本身发病率、死亡率高，疾病知晓率低，潜在风险大，且医疗费用昂贵。所以护理工作中必须得到患者及家属的理解和支持，因此，良好的沟通就显得尤为重要。

1. 焦躁心理 由于有的内科疾病来得比较突然，许多患者没有足够的思想准备，会产生紧张、急躁和焦虑的现象。有的患者在住院期间，病情突然加重，患者由于害怕疾病恶化，容易表现出急躁的情绪。而且，由于对病情的不了解，患者对于反复检查及治疗缺乏必要的耐心，由此会产生各种各样的心理反应，主要表现为：患者的情绪波动较大，不主动、积极地配合治疗，甚至和医护人员争吵，发生医患纠纷现象。

2. 依赖性和退行性行为反应 这是住院患者最常出现的行为反应。患者在患病时自然会受到亲人和周围人的照顾，成为人们关心、帮助的对象。此时，部分患者就会变得对事无主见，自信心不足，从而变得软弱无力，事事都依赖于别人。患者的行为会变得幼稚，如有些成年患者在静脉输液、换药时会大声喊叫或因疼痛而哭泣。

3. 恐惧和抑郁心理 由于内科疾病的复杂性，许多患者对自身的疾病缺乏必要的了解，就会产生恐惧心理。同时，由于患者不熟悉疾病的治疗过程，也会产生不安的情绪和恐惧的心理。一些内科疾病的治疗复杂，导致患者的情感脆弱，患者的心理依赖性增强，自我控制能力下降，产生恐惧心理。而且，高昂的治疗和护理费用使患者承受巨大的经济压力，患者容易产生无助感和不安的抑郁感觉，其中有抑郁心理的患者大多患有心脑血管疾病和严重的呼吸道疾病。

4. 丧失信心 一般来说，内科疾病的病程长，治疗过程也较长，并且可能反复发作，药物治疗的效果不是很明显。如果患者对内科疾病的发生、发展、恶化和预料有着不同程度的了解，就会对疾病的恢复和治疗有较大的信心，减少其不积极心理状态的产生。而当患者对病情不了解时，就会表现出情绪低落的表现，特别是一些老年患者，容易产生轻生的念头。患者往往不配合医师治疗，哭闹不止。如果患者丧失治疗的信心，就会直接影响对病情的临床治疗，甚至可能导致患者病情的恶化。

（二）外科患者的心理需求与护理特点

外科患者的心理状态是有着较为特殊的心理需要及心理反应。外科中常见的外伤、感染以及经内科治疗无效需手术治疗等，对患者来说都是比较强烈的应激源，会产生一定的心理反应，并直接影响到患者疾病的发生、发展与转归，影响到手术的效果和预后。有研究发现在术前为患者提供有关的信息后，这些患者术后感染的发生率下降，术后住院时间也相对缩短。外科患者常出现以下心理特征：

1. 焦虑、恐惧的心理 患者在手术前，认为自己的生命遇到危险，常会出现恐惧、

4. 产后抑郁　典型的产后抑郁是产妇生产后六周内发生的情绪障碍，可持续至整个产褥期或更长时间（一般为产后六个月）。产后抑郁的临床表现与一般抑郁症状相似，但起因和关注的事实往往与婴儿或丈夫有关，表现为无法克制的长期爱哭、孤僻、悲观厌世、失眠或嗜睡、注意力难以集中、疲乏及食欲下降、有自杀或残害婴儿倾向等。有资料显示有产后抑郁的患者再次分娩后复发率高达 30% ~ 50% 。

（四）儿科患者的心理需求与护理特点

儿科护理因其对象的特殊性，容易发生护患冲突。儿科病房收治的病儿年龄为 0 ~ 14 岁，他们对疾病缺乏深刻认识。儿童年幼，不愿表达或表达不清自己的思想感情与心理反应，家属往往成为孩子不恰当的代言人。尤其是大多儿童为独生子女，一旦住院，家属的心情格外紧张。所以他们常会过分照顾，夸大病情，对护士提出过高要求等。

1. 焦虑、恐惧　此类情绪以 5 ~ 10 岁的患儿为多见，且以初次入院的患儿最为普遍。由于病儿离开了温暖、舒适的家庭，置身于完全陌生的环境中，医院的特殊环境、特殊检查及紧张的气氛，都可使患儿，尤其是初次入院的患儿产生不可言状的恐惧感。当他们看到医生护士穿着洁白的衣服，严肃陌生的面孔，加之周围患儿的哭声与自己身体上的不适，自然会产生一种焦虑、恐惧的感觉，使他们恐慌不安，担心、害怕甚至哭闹不止。另外，此类心理问题也可由患儿父母的紧张、焦虑情绪直接影响而来。

2. 孤独、抑郁　此类患儿以 10 岁以上的儿童为多见，且住院几天之后发生得较多。由于患儿住院后，整天置身于单一的白色色调及特殊的气味之中，医务人员固定的操作如按时查房、定时打针等又极少与患儿交流，使患儿逐渐产生压抑感。医院内的空气、光线、活动空间与外界差异较大，也可使患儿感到乏味、枯燥、沉闷。由于他们得不到心理上的慰藉，便倍感孤独而不愿活动，不思饮食，沉默寡言，易哭甚至睡眠障碍。

3. 偏执、敌对　此类心理问题常发生于 10 ~ 15 岁的男性儿童，以病程长，病情迁延不愈甚至逐渐恶化的患儿为多见。这也是所有问题中最危险的一种。由于患儿住院时间长，肉体上的痛苦，精神上的折磨，或没得到较好的治疗，某些要求没有得到满足等，都可产生强烈的反抗行为。患者对治疗失去信心，不予合作甚至拒绝治疗，对医护人员失去信任，仇视、敌视医生、护士，常拿医务人员出气，以损坏物品来发泄自己对疾病的反抗情绪。患儿易激惹，固执，任性。如不要某医生查房，拒绝某护士打针等。

4. 交流障碍　儿童表达能力有限，且儿科患者病情一般起病急、变化快，不能很好地通过语言来表达自己的病痛和心理状态。

5. 行为退化　儿童时期身心发展迅速，其行为的发展也会随着不同的时期发生不同的变化。疾病的折磨、治疗的痛苦等会使儿童患者产生退化行为，如打人、骂人、哭闹、尿床等。

二、与内、外、妇、儿患者的沟通技巧

(一) 与内科患者的沟通技巧

1. 建立良好的护患关系 在患者入院之后，我们护理人员要以饱满的激情和精神状态，对患者进行护理。在热情中添加尊重，并积极主动向患者介绍医院的环境、主任医师、护理人员组成等，消除患者的心理紧张和畏惧，尊重患者，诚恳地与患者进行沟通。同时，不同区域、不同职业、不同社会背景和文化层次的患者的心理感觉是不同的，我们要根据其性格、文化、病情，提供个性化的护理服务，采用不同的语言表达形式，消除患者的孤独感、陌生感和恐惧感。再者，要积极回答患者的提问，对患者进行耐心地解释，使得患者对自己的病情有所了解，消除恐惧心理。

2. 巧妙运用心理暗示 暗示是用语言、寓意创造的一种非药物的治疗效果，是心理治疗的方法之一。有时暗示能带来优于药物作用的效果，在护患沟通交流中有很多地方可以借用暗示来帮助护患架起沟通的桥梁。

3. 语言恰当、操作熟练 语言沟通是护患沟通的重要手段，针对内科老年患者多的特点，护士在同患者进行交流时，语速尽量放慢，声音尽可能低一些，这样会给患者亲切与诚恳的感觉。注意倾听的距离和姿势。护士与患者交谈时，语速不宜过快，要掌握提问的方式，所提的问题应简明扼要、通俗易懂。不宜在一次提问中包含多个问题，也不能使用患者不懂的医学术语。在各种注射中，要学会掌握无痛操作技术，尽量减轻患者痛苦。护士熟练、无痛的操作技术实际上也是一种综合性的非语言交流，是沟通效果的纽带。

4. 控制自己的情绪 学会对自己的情绪进行控制，对于护理人员而言具有重要的意义。不管遇到多大的困难和多不愉快的事情，绝对不可以在患者面前发泄自己的脾气或是宣泄自己的不满。

5. 提高服务意识，强化业务水平 在诸多护患纠纷的发生因素当中，护士对病情观察不仔细占有很大的比重，因此加强业务水平并提高服务意识，能够降低护患纠纷的发生率。

(二) 与外科患者的沟通技巧

1. 满足患者的心理需求 有学者研究，患者的术前焦虑与术后的心身康复呈线性相关，提示术前焦虑对术后心身康复有不利影响，减轻患者的术前焦虑可以促进患者术后的心身康复。针对这种情况，护士应向患者详细介绍手术和其他治疗方法的利与弊，向患者介绍手术前各种检查、准备的目的，手术的大致过程，手术的安全性及必要性、手术医师的技术水平、麻醉的方式，帮助患者正确地对待手术，积极地配合治疗。

2. 耐心与患者交流，掌握患者的心理环境与情绪变化 对情绪波动较大的患者，护理人员在沟通时应重点介绍手术过程，忽略情感性的评价，防止患者产生误会。

3. 语言的科学性 语言上要实事求是，对疾病的理解和对病情的判断要有根据，

回答患者提出的问题要合理，否则会使患者感到失望，失去对医务人员的信任。

4. 人性化护患沟通模式的构建　外科护患沟通时通常会遇到程序化的问题。为此，医院应构建人性化的沟通模式，以患者为中心，护理人员换位思考，通过技巧性的语言表达对患者的理解与同情，改善患者的心理环境，不仅能够获得患者的尊重，消除患者与护理人员的沟通障碍，而且还能够帮助患者树立正确的治疗态度，为今后的治疗奠定基础。

5. 语言的丰富性　外科护理人员与患者沟通时，应发挥各种语言交流的优势，使自己的语言交流多样化。同时，护理人员应该全面把握情感型、劝导型、解释型的语言表达，将其中的优势进行集中应用。这样可以弥补单一语言表达类型的不足，能够掌握患者的心理，为后续的治疗创造良好的条件。

（三）与妇科患者的沟通技巧

1. 尊重患者，保护其隐私　妇（产）科患者的就诊经常涉及隐私问题，如果患者担心隐私暴露，也可能拒绝治疗或操作。有些患者不愿意如实提供相关疾病信息，但这会关系到治疗的效果。在患者询问诊治等操作时，护士要及时清理周围人群，避免围观。在讲到与病情相关的隐私问题时，要告知患者我们会为其保密，并请其他家属及医务人员适当回避，以消除患者顾虑。护士要得到她们信任，让她们愿意并乐于与护士交流、沟通。

2. 掌握娴熟、高超的操作技能　娴熟的技术能取得患者及家属的信任，也是建立和维系良好护患关系的重要环节。妇（产）科护士要养成对妇（产）工作的特殊敏感性，同时还要掌握本专业的专业理论及相关知识，对患者提出的问题给予正面的回答及指导，运用心理学、社会学等有关知识，解除患者不良的心理状态，以利于疾病的康复。

3. 要学会换位思考　理解、关心患者的疾苦，在操作中注意保护隐私，减轻患者的心理压力。

4. 与患者家属采取有效的沟通　在妇科护理中，护士与患者家属沟通也很重要，因为患者需要什么样的心理支持，建立什么样的信心，一般需要和患者的家属达成统一的意见。护士在减轻家属心理负担的同时，要让他们对护士产生信任感，从而共同为患者解除思想负担和心理压力。

5. 做好心理疏导和疾病咨询　有学者发现，适当的手术前心理疏导和疾病咨询、医护支持，能使妇女在手术后更好地应对疾病、手术带来的后果。

（四）与儿科患者的沟通技巧

1. 善用非语言沟通　非语言沟通的表情、动作、空间距离、服饰、触摸、环境布置等信号可以通过视觉、触觉等进行多渠道传递。不同的眼光传递着不同的信息。如在与患儿的接触中，护士蹲下，平视患儿，用手抚摸患儿的头部或身体，患儿会自然消除恐惧而与护士有亲近感。在所有的面部表情中，微笑是最能表示友好的非语言信号，尤其是护士的微笑能对患儿起到抚慰作用。护士在工作时的仪表端庄典雅，工作服干净、合体、平整，脸部应适当修饰，化淡妆，这样更加精神，无疑会提高自信心。护士在工作中经常要与患儿的身体接触，如轻抚头、脸，或将患儿轻揽怀中，拉近护患距离，消除陌生、恐惧感。触摸可以表达护士对患儿的关心和怜爱，消除皮肤饥饿感，给患儿以安慰和情感支持。

2. 保持一颗童心 幼龄儿童由于具备很强的探索性，一朵花、一个小玩具往往能紧紧吸引他们的注意力，儿科护士能保有一颗童心是很有必要的。当孩子们的注意力被牢牢吸引时就能减少抗拒感。

3. 赋予充满爱心的语言 与患儿交谈时，应多使用夸奖性的语言，避免刺激性、伤害性的语言。应鼓励患儿，激发他们的好奇心，并根据不同的年龄、个性，进行引导，分散其注意力。用亲切、温和的语言消除疑虑、恐惧、害怕的心理，使其产生信任感，配合治疗。

4. 提高自身素质，用熟练的技术来帮助沟通 如，熟练的注射技术是沟通效果的重要体现，"一针见血"的效果显得极其重要，容易赢得患儿和家长的信赖。

5. 与家长的沟通 要尊重、同情家长。因为孩子生病后家长焦急万分，希望药到病除。所以，护士与家长交谈时，要善于倾听，不要轻易打断对方的谈话。对家长提出的问题，要耐心细致地解答，并教会家长孩子生病时的护理与饮食方法。适当地赞美孩子也是与家长沟通的方法。

总之，有效的护患沟通是改善患者病症和心理问题的最佳方法，有助于收集患者资料，提高护理质量，减少或避免护患冲突，疏导患者与医护人员在医疗上的分歧，使护士更好地为患者服务，维持和增进良好的护患关系。护患沟通在临床护理工作中能起到手术和药物起不到的作用，具有推广价值。

第三节　特殊人群的护患沟通

一、特殊情况下的沟通技巧

1. 情绪激动、愤怒型的患者 护士有时会面对一些愤怒型的患者，他们要求苛刻，稍有不满意就会发脾气，愤怒地指责别人，有时会无端地仇视周围人。对这样的患者，护士沟通的重点是对患者的愤怒做出正面反应。视患者的愤怒、生气为一种健康的适应反应，不要对患者采取任何攻击性或指责性行为。让患者表达、发泄自己的焦虑及其他情绪，应用倾听技巧了解患者的感受及发怒的原因，对患者所遇到的困难及问题及时做出理解性反应。并及时满足患者的需要，减轻患者的愤怒情绪，使患者身心恢复平衡。在患者生气、发怒时，护士应表示"我能理解你的心情"（用语言或非语言行为对他表示理解）。其次是帮助患者分析发怒的原因，并规劝他做些可能的体力活动。最主要的是不能以你自己的愤怒来对待愤怒，有效地处理患者的意见和要求、重视他的需要是较好的办法。

2. 哭泣的患者　在患者想哭时，应让他发泄而不要阻止他。哭泣有时是一种健康的和有用的反应，最好能与患者在僻静的地方待一会（除非患者愿意独自待着），可以轻轻地安抚他，片刻后给一块冷毛巾和一杯温饮料。在哭泣停止后，用倾听的技巧鼓励患者说出流泪的原因。在弄清哭泣的原因之前，保持沉默。然后，用非语言行为如抚触、身体姿势等表示同情、安抚。在患者愿意的情况下陪伴他（她），耐心倾听其哭泣，以表示理解且愿意与分担他（她）的痛苦与不幸，或在其愿独处的情况下，让其尽情发泄内心病情。

3. 病重的患者　与病情严重的患者交谈应尽量简短，当患者处于病情较危重的情况时，身体常处于极度虚弱状态，应尽量少交谈，多用非语言行为传递信息。如果患者有交谈的愿望时，语言应尽量精简，时间宜控制在 10 ~ 15 分钟之内。对于无意识的患者，可持续用同样的轻声细语或触摸的交流方式，刺激、唤醒或满足患者的交流需要，尽可能保持环境安静。

4. 感觉有缺陷的患者　对于听力障碍的患者，说话时应尽量让患者能看到你的脸和口，用手势和表情来加强交流效果，或用书面文字来增进交流。在患者看到你之前不要开始说话，应让患者很容易看到你的脸部和口形，并可用手势和脸部表情来加强你的表达。可将声音略为提高，但不能喊叫，要有耐心，不能着急或发怒。对视力不佳的患者，在你走进或离开病房时都要告诉患者并通报你的名字，在接触患者前要给以说明，并对发出的声响做解释，应避免或减少非语言性信息。要时刻想到为这些患者补偿一些可能因看不见而遗漏的内容。

5. 好斗、有敌意的患者　如醉酒、吸毒、精神障碍的患者。此类患者情绪不稳，易怒易躁，自私偏执，以自我为中心，对医护人员不信任。护理人员应该配合医生尽快解除患者的痛苦，以娴熟的技术、诚恳的态度、极大的关爱获得患者的信任，并给予患者安慰和鼓励，使患者精神上得到支持，不良的心理因素得到改变。在讲解病情时避免生硬和敏感的语言，忌直呼其名，对患者的粗暴无理给予深切的理解，用诚挚的善心去感化患者，缩短医患间距离。

6. 要求苛刻的患者　患者患病后对他人要求高，对周围的一切进行抱怨，认为自己患病后没有得到周围人足够的重视及同情，从而以苛求的方法来唤起别人的重视，特别是长期住院的患者。此时应多与患者沟通，并仔细观察患者的表现，允许患者抱怨，也可用非语言的沟通技巧让他（她）感受到护士对他（她）的关心及重视。对一些无理要求，若无特殊原因，在对患者表示理解的同时应进行适当限制。

二、与特殊病情患者的沟通

（一）与老年性痴呆患者的沟通技巧

脑痴呆病是由脑部机能损坏、脑细胞急剧死亡致使脑部机能逐渐衰退的疾病，其主要表现为记忆力明显减退或丧失；反应迟钝；日常生活能力下降或丧失；口齿不清，发音含糊，语言杂乱无章；情感失调，行为幼稚；严重者大小便失禁。在临床护理实践中，护理人员常常应用适当的沟通技巧去收集患者生理、心理、精神、社会文化等多层面的健康资料，以制订护理计划并同时建立和发展良好的护患关系。在与痴呆患者的沟通中还存在着许多难点，首先为语言交流障碍。如痴呆老人无法明白他人的语言及令人明白他本身的语言。在交谈中，也可能使用不适当的语句或不断重复某些话，整日不停说话或不语、不理别人，经常转换话题。在沟通过程中，因想不到合适的字眼而停顿，造成交谈的失败，没有效果。导致沟通困难的原因有记忆力减退、感官的退化和情绪的困扰，这要求护理人员特别注意以下几点：

1. 避免信息传递错误 护理人员与患者交流时，避免使用刺激性的语言，说话要慢，语气平稳。句子必须短而直接，每句只说明一个观点。协助老人做事情要程序简明，可以减少或避免混乱现象的发生。

2. 封闭式提问 是一种将患者的应答限制在一定范围内的提问，常用的句式有"怎么""什么"等。患者对封闭式的提问，回答的选择性较小，一般只需要表示肯定或否定。封闭式提问的优点在于护士可迅速获得所需要的信息，并快速、直接地做出应答。

3. 鼓励患者与他人沟通 根据患者能力鼓励患者与他人沟通，不可要求过高，避免受到挫折后引发再一次的心理障碍。每次只提出一个简单的问题，回答是或不是，让患者有足够的时间考虑。如果患者在短时间不能回答问题，应耐心鼓励患者试着表达自己的想法，如阻力太大，就不要勉强患者回答。

4. 善于运用身体语言 身体动作语言和倾谈语言的过程同等重要。尽量使用手势及身体动作来强调说话的内容。说话时，插入身体语言。例如，说话时拉住对方的手，在交谈过程中注意痴呆老人的感觉，留心对方的身体语言，包括音调和身体的动作。要记住对方的行为、情绪表现。另外，在聆听过程中要及时给予老人回答及小结，也可询问对方是否感到疲倦或是否需要喝水。但使用身体语言要小心，不要使信息混乱，也不可同时传递过多的信息。对痴呆老人交谈时要面对面坐，要注意对方的眼神，因为眼神接触可使谈话亲切。此外，护理人员还可以通过目光接触，密切观察患者的非语言表达，同时也表示对患者的尊重。

（二）与急性病患者的沟通技巧

急性期患者由于突然遭受意外伤害或病情急剧进展或恶化等前来就诊，此类患者的特点是发病急，病情重，病情变化快，心理压力大，对医务人员期望值高。患者不仅希望医务人员要具备高超的医疗技能，及时为他们解除躯体上的痛苦，而且也希望医务人员以实际的态度与行为来表示对他们真诚的关心。护士应在短时间内与患者建立良好的护患关系，相互尊重、相互依赖，尽可能发挥双方的积极性。在对急诊患者实施积极救治的过程中，医护密切配合抢救工作，既要突出"急救"，又要做好与患者及家属的沟通、交流，及时告知病情。尊重患者和家属的意愿，不向患者询问一些无关的问题，认真倾听患者的主诉，简要回答患者或家属的迫切询问。在适当的时候，再详细地与患者或家属进行信息传递及沟通，满足他们的急切需求，急患者所急，想患者所想。做好语言抚慰工作，减少他们的恐惧和焦虑心理，增强其安全感，保证医疗、护理工作的顺利进行。

（三）与慢性病患者的沟通技巧

慢性病患者病期冗长，身体有不可逆转的病理变化，不能完全康复。因为需要承受长期的疾病折磨，经历漫长的病程，所以往往产生极为复杂的心理活动。慢性患者一开始大都有侥幸心理，即不肯承认自己真的患了疾病，迟迟不愿进入患者角色。一旦明确诊断，又易产生急躁情绪，恨不得立即服用灵丹妙药，于朝夕之间把病治好。这时他们对自己的疾病格外敏感、格外关心，向医护人员寻根刨底，向病友"取经"，或翻阅大量有关书籍，渴望弄清疾病的来龙去脉，企图主动地把握病情。患者对病因、转归、愈后不明，对医生的解释半信半疑，对创伤性检查顾虑重重，对检查程序茫然失措，病情时好时坏，疗效不显著。患者需要长期治疗和护理，许多躯体痛苦和精神折磨对患者造成了悲观失落感，护士应予以理解和同情。鼓励患者疏泄抑郁和烦恼，并和患者多谈心，使其提高认识。只要坚持治疗、适当锻炼，病情是可以得到长期缓解的。护士在沟通中，要保证语言的科学性、严谨性，要对患者高度负责，语言要有理有据，有关诊疗、病情及其预后的相关问题一定要与患者做好沟通。除了站在患者角度同情、安慰他们外，还要及时消除他们的住院顾虑，以温暖、热情的语言，让患者感到安慰。在情感交流中才能有的放矢地做到护患的有效沟通。以通俗性的语言，有针对性的沟通，促进护患间的心理沟通，最终达到增进患者身心健康的目的。

（四）与需做特殊检查患者的沟通技巧

对有威胁性的特殊检查和治疗，如病理活检、CT、钡餐透视、胃镜、肠镜、造影等，患者可能会怀疑其可靠性和安全性，担心痛苦或者对身体的损害，或者对将来生活的影响，常感到强烈的焦虑及恐惧。护士要提前和患者沟通好，说明检查的目的效果，检查时的配合事项以及有可能出现的不适，以消除患者的顾虑。征得患者同意后方可进行检查，并对患者身体健康状况做评估，以确定患者目前的身体状况是否适合做此项检查，确定可以之后一定要提前告知检查的时间，检查前的准备。在临床护理工作中，会经常遇到患者出于对检查不理解，不合作而难以接受检查的情况，护理人员需要耐心解释和说服，从对方的利益出发，让他们理解护理人员所做的这些都是为了患者的健康而进行的。说服的时候还要考虑到对方的自尊心，不要随意批评。因为所站的立场不同，所考虑的角度不同，人们会选择不同的行为来维护自己的权益。在说服的过程中一定要为对方考虑，批评的话容易引起人们的反感，反而达不到目的。

（五）临终关怀实践中的沟通技巧

临终关怀是人类生命最后阶段的护理需要。作为医护工作者，应树立正确的死亡伦理观和对待临终患者的道德观，懂得尊重临终患者的人格尊严，掌握其心理活动，并通过自己的语言、表情、行为去影响和改变临终患者对死亡的认识，消除其对死亡的恐惧，做好心理支持，诚心诚意、尽职尽责地护理好每一位临终患者。根据实际需要，因人而异地做好临终关怀工作，才能充分显示临终关怀的温暖和力量，使临终患者真正在人间温情的照护下，舒适、安详、有尊严地度过人生的最后阶段。

1. 提供临终患者舒适的治疗环境　从环境因素对患者的影响考虑，应该为临终患者提供一间特殊的病房。同时，对患者室内东西的放置不要做过多的限制，允许患者在室内放些自己喜欢的画、工艺品和相片等。尽量把临终病房布置得家庭化，使患者有住在家里的感觉，以减少恐惧感，增加安全感，从而有利于护理人员对其生活和心理的护理。最大限度地为患者创造良好的休养、治疗环境，让患者在舒适的环境中度过最后时光。

2. 实施及时、有效的心理疏导　作为护理人员，应该选择适当的时机，以真诚的态度告诉患者实情，这样患者既能正视自己的病情，消除猜疑心理，又能积极主动地配合治疗和护理。与此同时，护士要及时了解患者真实的想法，随时掌握患者的心理变化情况，根据各自不同的职业、心理反应、社会文化背景，有针对性地进行精神安慰和心理疏导，帮助患者正确认识和对待疾病，使其明白死亡是生命运动的自然现象，是任何人也无法改变的客观规律。引导和鼓励患者面对现实，树立信心，在生命的最后阶段，也要生活得更充实和更有勇气。及时的沟通、交流和心理疏导，也可以让患者及家属了解疾病治疗的有关信息，对疾病的现状、治疗效果以及发展状况做到心中有数，有利于提前做好充分的心理准备。这样不仅增强患者对医护人员的信任感、安全感，而且可稳定患者的情绪，提高其抗病能力，延长生命时间。

3. 尊重和满足临终患者的权利和需要　护理人员应该充分尊重患者的权利，最大限度地满足患者的各种需求。患者首先是人，然后才是患者，患者在生命结束之前仍然享有正常人平等的权利和需要。因为他们即将告别人世，许多要求对他们来说可能是最后一次，所以，护理人员应以高度的责任心，深厚的同情心服务于患者，最大限度地满足患者的需要和尊重他们的权利。对患者提出的问题应逐一解答，对患者提出的合理要求应给予满足，对患者的隐私应该充分尊重。患者的亲属、朋友探视和陪伴，无须过多地限制，让患者与亲朋好友之间能在快乐的气氛中进行情感交流，尽情享受亲情带给他（她）的关心和快乐。这样，患者感到自己仍然在被人们所关爱和尊重，产生心理平衡，增加愉快心情，从而让患者带着尊严和满足走向生命的终点。

4. 重视做好临终患者家属的思想工作　家属是患者的亲人，可以说是患者的精神支柱，其作用不容忽视。家属情绪的好坏可直接影响到患者的情绪和治疗的效果。在治疗过程中，家属所起的作用是药物所无法替代的。当家属了解到患者的病情已经无法挽回时，精神上会受到沉重的打击，表现会十分悲伤。护理人员要注意及时做好其思想工作，主动关心和安慰他们，以减轻心理上的痛苦。所以，为了让患者安然地走完人生最后一站，护理人员和家属应共同为临终患者营造一个良好的治疗氛围，以减轻患者临终时的心理压力，克服对死亡的恐惧和焦虑，让患者在充满宁静而温情的气氛中离开人间。

5. 临终患者不同时期的沟通技巧

（1）回避期：这是对患者和其家属两方面而言的。此期患者可能已知道病情，但不愿意从别人口中加以印证，自己也对之回避。因此，必须加强保护性医疗制度，对此期患者采取相应的回避态度，不必急于把实情告诉患者，应视患者的态度而定。用药，尤其是用抗癌药时，避免对患者说出真实药名，对病案要严格管理，防止患者偷看。此期家属的关怀同等重要，因家属可能处于两难的境地，医护人员可和家属商议，统一对患者回避。

（2）否认期：否认是防止精神受伤的一种自我防御机制。在此阶段，临终关怀工作人员不必破坏患者的这种心理防卫，不必揭穿他，可以顺着患者的思路和语言。例如可以说"你这病是挺重的，但也不是一点希望都没有"，耐心地倾听患者诉说，不要急于解决问题。在适当的时候，给予一些引导。对此，我们在护理上采取的措施是与患者密切交谈，从其最关心的问题谈起，在交谈中认真倾听患者的倾诉，以取得患者的信任，可以将全部病情慢慢告诉患者，让患者逐步适应，以缓冲其受到创伤的心理。

（3）愤怒期：随着病情的进一步发展，患者已经预感到自己的病情严重，表现出惊恐不安，产生一种愤怒的情绪，不能配合治疗。愤怒是患者的一种健康的适应性反应，对患者是有利的。临终关怀工作人员在沟通时要忍让、宽容患者的一切粗暴言辞，表达自己对患者的理解和同情。如，"得了这种病，谁都会心里不痛快，你就痛痛快快地发泄出来，也许会好受一些"。倾听仍然是好的沟通策略，但要注意适时地回应，不要回避患者。

（4）协议期：处在这一阶段的患者都能很好地与医护人员合作，配合治疗。临终关怀工作人员要抓住这个契机，进行必要的健康教育。如，如何配合治疗，争取最好结果的健康教育，以及关于死亡观念的指导和教育。同时，倾听患者的诉说和宣泄，运用触摸等技巧表达对患者的关爱、理解和支持。

（5）忧郁期：此时患者的忧郁和沉默会对沟通产生消极影响，临终关怀工作人员要注意不必打断患者的沉默，也不要机械地破坏这种沉默。忠实的倾听是这一阶段最好的沟通方法。

（6）接受期：患者生命垂危，心情反而平静下来，表现为昏睡、疲倦、孤独，不愿与家人及医护人员交流，心情沉重，终日沉默不语。此时我们应保持病室清洁、安静、舒适，由患者喜欢的人陪伴，保持祥和的气氛，严密观察病情、细心照顾，满足患者的需要，以达到患者心理上的支持。

三、与投诉患者的沟通

随着我国医疗制度改革的不断深入以及人们自我保护意识的不断提高，越来越多的人在就医过程中维护自身的权益，这对医护人员的职业道德、技术水平及服务质量提出了很高的要求。由于受惯性的工作流程制约及个别护士的服务意识相对滞后，往往发生护患冲突。

（一）原因分析

1. 外部因素

（1）患者对疗效的期望值过高：虽然现代医学很发达，但医者不是万能的，患者的疾病转归难以预料。当发现疗效与预期不相符甚至病情恶化时，患者及家属不能理解，将不良情绪发泄于护理人员，导致纠纷。

（2）医疗条件限制是产生纠纷主要因素：具体包括病区内走廊加床多、拥挤、噪声大，夜间治疗操作时易影响患者睡眠，休息不好则加重病情，患者对环境因素产生不满，各种消极情绪迁怒于护士，使护患关系紧张。

（3）护患关系不和谐：少数患者或家属做不到文明就医，不管医护人员的工作是否繁忙，都要招之即来，稍有怠慢便横加指责甚至谩骂，很大程度上伤害了医护人员的自尊心和积极性。同时，护理人员在医疗服务中与患者接触较多，引起摩擦的机会相应较多，患者对医院所产生的不满易发泄于护士。

2. 内部因素

（1）服务制度不完善：一般医院对患者进行规章制度等的解释时，只强调患者应承担的义务，而对患者应享有的权利则介绍少、强调少，易使患者产生"都是我承担的义务，就没有我应该享有的权利"的心理，拉大护患的心理距离，一旦引起冲突，双方很难沟通。

（2）未认真履行规章制度：由于护理人员没有认真实行查对制度，极易出现打错针、发错药、输错液体等差错、事故；有的护理人员未认真履行交接班制度，造成抢救仪器未及时检修、抢救药品未及时补充等，一旦遇到抢救则会导致抢救不及时，使患者失去最佳的抢救时机。

（3）过度医疗：是指医疗行业提供了超出个体和社会医疗保健实践需求的医疗服务，也就是我们常说的过分检查和过分用药问题。主要表现为医院或医生的趋利性行为，过分强调经济利益，贯穿于诊断、治疗和保健的各个方面。过度医疗与防御性医疗一样都使患者面临一种不完整的医疗和不必要的检查，影响了正常诊治，给患者及其家属带来身体上和经济上的双重损害，使患者对医院和医生，对医疗过程中（特别是费用发生过程中）的可靠性、可感知性和保证性产生疑问，出现医患关系紧张，产生医疗纠纷。

（4）专业技术水平低：有些护理人员专业知识不够，对患者的提问不能很好地解答或技能操作不熟练，如未能"一针见血"，患者认为护士技术差，没有同情心，让他当了回"试验品"而心中不悦，产生护患矛盾。

（5）法制观念淡薄：在护理管理和护理实践中有忽视患者权益的现象存在，如有的护理人员实行危重患者床头交接班时，不顾及周围环境是否适宜及患者是否愿意让周围人了解自己的躯体隐私，而随意暴露患者的身体。有的患者因诊断、治疗、护理的需要，把一些个人隐私诸如婚姻、恋爱、性生活等告知护理人员，而护理人员却在不适宜的场合谈论，侵犯了患者的隐私权，从而引发冲突。

（6）缺乏沟通：随着医疗服务向市场化、规范化发展，患者对医疗和护理服务的要求不断增高，而医护人员往往比较重视技术因素，忽视了沟通交流、态度情感、服务流程等非技术因素。多数医院护士与病床比例达不到规定的 0.4：1，护士工作量大，而日常护理中患者的要求有时难以满足，护士解释不够，这时患者会以为护士没有将他放在心上，认为护士不关心他。这是由于不理解、沟通欠缺而产生的护患矛盾。

（二）沟通原则

1. 认真倾听　不要打断患者或家属，让其发泄愤怒或不满的情绪，护士表示自己的同情和认同，保持冷静、自信，记录投诉信息以便确认真正问题所在，并且负责任地承诺一定帮助其解决问题。

2. 充分道歉　道歉可以消除患者及家属心中的一部分不满，缓解患者与医护人员的对立关系，一句道歉的话可以化解彼此的积怨和矛盾，可以把医疗纠纷解决在初始状态。

3. 找出问题　倾听完患者的诉说，尽快找出问题所在，按照部门和岗位职责快速确定处理人。

4. 及时处理　对于患者投诉，力争在最短时间里全面地解决问题。否则，拖延或推卸责任，会进一步激怒投诉者，使事情进一步复杂。

5. 跟踪服务　处理后，患者对于效果是否满意，护士应跟踪服务。

（三）沟通技巧

1. 控制好局面，诚恳地道歉　在调控护患冲突时要保持情绪稳定，镇静自若的你会使你在患者面前产生威信。当你处于激动状态，无法平静时，可行深呼吸或暂由其他人代为处理。患者感觉受伤害，可能是我们自己的原因，也可能是患者的误解。总之，无论谁对谁错，在患者进一步提出要求之前，真诚地道歉是绝对必要的。如果已经听了患者所有的陈述，你应该整理一下这些问题，并且询问患者还有什么要求。向患者表明你正在积极地寻找一个解决问题的方法，最终要能给患者一个满意的答案，不能不了了之。

2. 站在患者的立场，换位思考　在维护患者的合法权益的同时也要维护医院和当事人的声誉，想方设法让矛盾双方分开，以维护医疗秩序，保护医护人员安全。可让患者离开现场，或请患者到办公室坐下商谈，耐心倾听患者的投诉，使患者逐渐息怒。

3. 态度诚恳和蔼，回应迅速　要让患者感觉到医院对他（她）的重视。当患者与其他部门发生冲突时，也应具体询问情况，认真做出解释。让患者知道你清楚地了解了他们的问题，并承诺尽快与有关部门进行协调，妥善地处理好问题。千万不要不理不睬，及时回应将大大减少患者的抵触情绪。如果患者的情绪非常激动，可以先行安抚，请患者留下电话号码，待患者心情稍微平静后，再回电了解具体情况，进行处理。

4. 熟悉护患矛盾应急处理方案 患者住院期间，有时会遇上一些不满意的事情，护士要能及时发现问题，主动关心患者，并做出解释、说明，将矛盾消灭在萌芽阶段。发生矛盾时，无论受到患者多大的误解，都要沉着冷静，不要急于辩解、争执，更不能发生冲突，可以让患者休息片刻后再与其沟通。或者与护士长联系，作为管理者的护士长与之协调会更为方便和有效。必要时可请医生共同处理，争取化解矛盾，避免扩大事态。

5. 应擅长非语言沟通 护患之间的接触，护士任何一个随意的举手投足，都在传递着沟通的信息。正如某患者所说："护士的微笑对患者的安抚作用，胜过十剂良药。"护士仪表端庄、举止大方，也能给人以信任的感觉；护士镇静的目光，可以给恐慌的患者带来安全感；护士热情的目光，可以使孤独的患者得到温暖；护士鼓励的目光，可以使沮丧的患者重建自信。

实践活动

特殊情况下的沟通技巧

【目标】通过一系列的角色扮演与训练，让学生认识到与特殊患者的沟通有哪些技巧和方法，这些技巧和方法可以带给自己和别人什么样的体验，提高学生与患者沟通的能力。

【时间】90分钟。

【准备】分组，病历资料。

【步骤】

1. 先由临床经验丰富的教师讲授与特殊患者的沟通技巧理论知识，然后分别布置六个情境。

2. 学生分成六个小组，每组成员分别扮演患者、家属、护士等角色，表演如何互相沟通。为了更好地突出护患沟通技巧，每个情境中 A、B 护士的角色分别由一个护生扮演。其中 A 护士态度欠佳、沟通技巧欠缺，B 护士对患者态度热情、解释耐心，能有效地运用沟通技巧，与患者关系融洽。

3. 讨论与分享：角色扮演完毕，由学生进行自由讨论。通过扮演患者，护生能够从患者的角度去全面体验患者感受，思索 A、B 护士在护患沟通中的不同，而其他护生也能够将 A、B 护士的行为与自己的实际情况相比较，从而转变服务理念，增强服务意识，改善服务态度，塑造良好的护士形象。

4. 教师进行指导、讲评、总结。

复习思考题

一、课后思考

1. 举例说明护理操作沟通的意义。
2. 与投诉患者的沟通原则有哪些？
3. 临终患者分哪些时期？如何满足不同时期临终患者的护患沟通需求？

二、案例思考

某校的一位女生上体育课时突然感到腹部疼痛难忍，任课老师和班主任在第一时间把该女生送到医院。经检查，确诊为急性阑尾炎，需立即进行阑尾切除手术。但该生家在外省，父母无法第一时间赶到，该生术前显得十分紧张和焦虑，手术尚未开始就已出现颤抖。为安抚患者的情绪，护理工作者握住了这位同学的手，和蔼地看着她的眼睛，一边用耳语稳定她的情绪，一边用纱布擦去患者额头上的汗珠，并不时抚摸她的头，用湿棉棒滋润她干涩的嘴唇。不久，患者逐渐地停止了颤抖，平静地进入了睡眠状态。手术结束时，患者十分感动，不停地对医生和护理工作者表示感谢。

思考：人际沟通过程中，应当怎样正确了解哪些是非语言的沟通形式，并熟练、规范地将非语言沟通技巧应用于临床工作中？

三、阅读思考

不同文化层次的患者采用不同沟通方式

在临床护理中，护理人员经常能遇到很多患同样疾病的患者。但由于文化程度的不同，患者对疾病的认知程度差距非常大。这是因为，文化层次高的患者，经常阅读有关自身所患疾病的书籍，而且对自己所服药物的作用、副作用了解得非常清楚，所以对每日更改治疗药物非常敏感。护士应抓住这一时机，给这类患者讲解所更改药物的作用及副作用，并且就患者所提出的问题进行准确的回答。然而，在与文化程度低的患者的沟通中，护士应抓住患者对所患疾病不了解，不知道经常诱发疾病的原因及更想知道自己预后的这一心理，耐心地给患者讲解一些患者能接受的医学知识，引导患者提问，针对患者的提问进行回答，让患者树立战胜疾病的信心。护士与文化层次较低的患者或老年患者沟通时要注意尊重他们，而且讲解要通俗易懂，必要时可重复。在回答患者提问题时，应以实事求是的态度，知道多少回答多少。对不知道的问题，应查阅有关资料后再回答。

思考：还有哪些有效的措施能帮助我们针对来自不同年龄、文化程度的患者进行有效沟通？

第八章 多元文化背景下的护理人际沟通

随着经济全球化的快速发展，人们跨国界、跨区域的交往、交流越来越广泛，社会上出现了多种文化的人共同聚集在一起的多元文化社会体系。医疗卫生保健工作同样受到多元文化的影响。适应多元文化社会的发展，在多元文化背景下更好地和患者进行沟通，满足患者身心、社会、文化及发展的健康需要，提供高质量的多元文化护理，是当代护理人员必备的专业技能。

第一节 多元文化护理的概念与作用

自"生物－心理－社会医学模式"的提出开始，人们已经认识到了社会因素对健康的影响。文化是人的社会性的重要体现，其中社会文化与健康文化影响生命的整个过程。不同的社会文化背景下，医护人员、患者、家属及社区的健康行为和信念有很大差别，护理工作者对多元文化相关知识的熟悉掌握程度，将直接影响其工作质量。

一、多元文化护理的相关概念

（一）文化与多元文化

1. 文化 文化是一种社会现象。相对于自然而言，凡是属于人类创造的事物都是文化。文化同时又是一种历史现象，是社会历史的积淀物。从广义来说，文化是指人类在社会历史发展过程中所创造的物质文明和精神文明的总和。从狭义来说，文化是指社会的意识形态，以及与之相适应的制度和组织机构。文化是在某一特定群体或社会的生活中形成的，并为其成员所共有的生存方式的总和。文化就是生活，是一种文明所形成的生活方式与行为方式，其内涵极为丰富，包括语言、知识、艺术、价值观、信念与信仰、风俗习惯、道德风尚、生活态度、行为准则、法律与法规等各个方面，以及与之相应的物质表现形式。

2. 主流文化与亚文化 主流文化是统治阶层和主流社会所倡导的文化，代表了社会的主要发展方向。亚文化是指当一个社会的某一群体形成一种既包括主流文化的某些特征，又包括一些其他群体所不具备的文化要素的生活方式时，这种群体文化被称为亚文化。亚文化是一个相对的概念，是主流文化的次属文化。在历史上，著名的爵士乐与摇滚乐都曾经是亚文化，但随着专业人士与文化学者的不断介入，它们到后来都成了主流文化的一部分。昨天的亚文化可能就是今天的主流文化，今天的亚文化可能就是明天的主流文化。这也表明，所谓主流文化总是在吸收亚文化的过程中发展起来的。

3. 文化现象　文化现象就是普遍存在的一种精神思想表现，包含三个方面：人们活动的物质财富、精神产品以及活动方式本身，这些又被称为物质文化、精神文化和方式文化。物质文化泛指关于物质生活方面的文化，如饮食、起居等物质消费；精神文化如思想、信仰、艺术等；方式文化主要指社会生活方面，如社会组织、伦理习惯、政治制度、经济关系。

4. 文化模式　是一个社会中所有文化内容组合在一起的特殊形式和结构。它是一个社会中为人们提供接纳和安全感的、反复出现的系统行为模式。

5. 多元文化　是由于不同人群受所在地域、环境、规模等因素制约，多年逐渐形成的一种共有的信仰、情感、价值观和行为准则，即民族文化。各个民族文化显示出千差万别的特点。随着社会的进步，不同民族的人的交流增多，导致多元文化现象的出现。多元文化即杂居一起的多种民族所各具有的不同文化共同存在于同一社会环境中的文化。

（二）多元文化护理

多元文化护理又称跨文化护理（transcultural nursing），是护理工作者按照不同的服务对象的世界观、价值观、宗教信仰和生活习惯等施以多层次、全方位的护理方式。它可以减缓文化冲击，满足不同文化背景下的健康护理需求，以利于疾病的康复。

多元文化护理是社会进步和护理学科发展的产物，体现了护理的社会性质及护理的拓展领域。1992 年，我国护理专家林菊英教授将多元文化护理的理论和跨文化护理的概念引进中国。她指出：跨文化护理是通过对不同民族文化的比较和分析，研究其不同的照料方式、健康与疾病、信念、价值观等，并应用这些知识对不同的人提供与其文化背景相适宜的护理，以促进健康。在此基础上，我国护理界对多元文化护理进行了广泛的探索与有益的尝试，将疾病护理与文化护理相互结合。在护理实践过程中，参照护理对象不同的文化背景，从文化和文化差异的角度来认识和影响护理对象。因此，多元文化护理的内涵可以理解为：以实现整体护理为目的，从文化和文化差异的角度来掌握护理对象精神活动规律的一种护理方法，即多元文化的护理方法。

　　患者张某，女，回族，38岁，因"体检发现左侧乳房肿块一个月"，由门诊拟"乳腺肿瘤"收治入院。患者信仰伊斯兰教，入院时带了铜盆、铜壶等很多生活用品，说是每天要做礼拜和净身，而且做礼拜时不能有外族人在场。还忌讳异性触摸她的身体，不愿做体检。如不能满足要求，她宁愿不住院。

　　护士长：张女士，请不要担心，我已经帮您调好了房间，叮嘱了负责的护士，每天您在做礼拜和净身时，不要打扰您，医生那边也做了协调，会给您安排科室的女医生来做检查并负责您的后期治疗。若是还有什么顾虑，尽管提出来，我会尽力帮助您。

二、多元文化护理的作用

多元文化护理的作用是由护理的多元文化特征所决定的。

（一）护理的多元文化特征

1. 护理学科理论体系的多元文化特征　护理学是一门边缘、交叉学科，是以社会科学、自然科学等多领域的知识为理论基础的综合性应用科学，其理论涉及面广，具有多元文化的特征，而且呈动态变化性，即随着社会需求和医学模式的改变而变化。

2. 临床护理模式的多元文化特征　现代护理理论模式主要是以西方文化和医学理论为基础的。例如国内医院广泛应用的护理程序、整体护理模式等均由国外引入。同时，几千年的中医文化，也在临床中不断地应用与发展。如在中医医院里，对于失眠的护理，除了常规的提供安静、舒适的环境，适当的休息和运动或辅助服用药物等西医护理方法之外，还可以用帮助患者按摩百会、劳宫、涌泉等穴位，睡前针刺神门、内关、三阴交以及耳穴贴压等中医护理方法。西医护理、中医护理和中西医结合护理并存，充分体现了护理模式的现代与传统、东方与西方的文化兼容性。

3. 护理职能、任务和工作内容的多元文化特征　现代医学模式和健康概念都对护理工作提出了多层次的要求，使护理内容由单一的疾病护理转向全面的整体护理，护理工作已经从医院走进了社区、家庭。护理职能的范畴包括治疗、预防、保健、康复，教育、管理、研究等多种任务和内容，这就要求护士文化知识的全面性、多元性。

4. 护理对象的多元文化特征　护理工作的对象可能来自不同的国家、不同的民族、不同的岗位，有着不同的宗教信仰，并且担任着不同的社会角色，在学历程度、个人经历、宗教信仰、生活习俗、价值观等方面存在很大差异，对疾病的认识也不同，对医疗、护理的要求也不同。

（二）多元文化护理的作用

1. 提升护士文化素质，促进整体护理的发展　护士是多元文化护理的提供者，应具备良好的专业和文化素养，努力学习各种社会文化知识，掌握多种文化的价值观、信念与习俗，尊重不同文化背景下患者的文化要求，对健康与疾病的观念、宗教信仰和行为方式等，不断拓宽自己的知识领域，使自身具备较高的知识水平和熟练的操作技能，同时具备较强的观察能力、分析和判断能力、沟通能力和良好的心理素质。

2. 提高护理的文化品位，促进护理学科发展　在多元文化护理发展中，使护理学与自然科学、社会科学、人文科学等多学科相互渗透，相互促进，护理理论进一步完善、升华，方法上相互启迪，技术上相互借用，形成许多新的综合型、边缘型的交叉学科和分支学科，从而在更大范围内促进护理学科及护理事业的发展。

3. 减少文化冲击，营造良好的就医环境　温馨的就医环境，有利于患者情绪稳定，减少患者因疾病造成的焦虑、恐惧、孤独等不适，更有利于缓解对患者的文化冲击。如布置病房时，可适当放置相应语种的报刊，张贴患者感兴趣的图画，将医学宣教知识和人文知识有机结合；保持病室的整洁、安全、舒适，为患者创造一个优美的休养环境；帮其介绍同病室的患友，建立良好的患际关系，并在共同的疗养生活中相互影响，增进友爱，消除陌生感。

4. 因人施护，满足不同文化背景患者的需求　护士首先应该熟悉患者的文化背景，分析文化差异对患者产生的影响，尊重每一位患者的生活习惯、宗教信仰等，针对患者的文化背景，创造适合患者的文化环境，制订切实有效的护理计划，促进整体护理评价模式的构建与实施，在为护理对象提供高质量的、系统化的整体护理中发挥积极作用。

第二节　文化背景与文化休克

随着我国对外交流日益频繁，护理对象日趋复杂，整体护理不断深化，多元文化护理也在我国护理模式中有了很大的发展。护士应能够从患者文化背景的角度，分析文化差异对患者的影响，站在多元文化护理角度为患者提供护理，减缓文化冲击，帮助其适应文化环境。多元文化素养应是当代护士应具备的职业素质的基本内容。

一、文化背景的含义及其对护理的影响

（一）文化背景的含义

文化背景是一个人长期生活在其中的，由特定社会习俗、价值观念和信仰所组成的文化环境，是经长时间的文化积淀形成的较稳定的价值取向、思维模式和心理结构的总

和。文化背景影响着人的信仰、行为表现及处理各种事物的态度，也影响个体健康与疾病的概念和求医方式。

（二）文化背景对护理的影响

在护理工作中，由于患者来自不同的国家，不同的民族，不同的岗位，有着不同的宗教信仰，并且担任着不同的社会角色，对疾病的认识不同，对医疗、护理的要求也不同，这些对护理工作的开展产生了一定的影响。

1. 沟通差异　沟通差异主要体现在非语言沟通差异及语义理解差异。

（1）非语言沟通的差异：是身体语言是非语言沟通的重要手段之一。相同的表情、姿势，在不同的文化背景之下传递的信息可能不同，甚至可能截然相反。例如，意大利人喜欢在交谈时用拍打或碰碰对方的方式表示亲热和友好，而亚洲人或印第安土著人则不喜欢使用体触方式进行沟通。针对这种身体语言差异可能造成的沟通障碍，护士一般可以使用重复确认的方法来避免理解差异的问题。

（2）语义理解差异：在不同的文化背景下，即便是相同的语言也可能内涵不同。文化的情境可以影响个体从他人说或写的内容中寻找不同的意义。中国、日本属于高情境文化国家，即人们在沟通中十分依赖非语言的线索和细微的情境线索，他们没说出的内容可能比说出的内容更为重要。而欧洲和北美国家则体现出了一种低情境文化，人们在沟通中主要依赖于传递过程中使用的词汇。例如，中国人见面习惯用"去哪儿""吃饭了吗"等客套话打招呼，而西方人却对这种问候十分敏感，在他们看来，衣食住行纯属私事，别人不应过问，否则不是被看作没礼貌，就是被当作一种邀请。在护理过程中，护士应考虑患者的文化因素，准确地判断患者语言的真正含义，以便提供恰当的服务。

2. 环境及医院体制的差异　由于体制及国情的差异，中外医院在就诊程序、医护人员的行医习惯及服务理念上均有不同，这会让外籍人员就诊时感到不便。因此在护理工作中，护士应针对这些差异进行充分的解释以取得患者的理解和配合。要简化就诊程序，提高医疗服务质量，完善外籍人员的医疗保险体制，以满足外籍患者的需求。

3. 对医疗护理要求的差异　如欧美患者，护士要充分尊重他们的知情权和隐私权，告诉他们患了什么病，要做什么检查，可能出现的反应，疾病的过程及预后等，使他们对自己的疾病有所了解，配合我们的医疗护理，促进疾病的早日康复。而对于中国患者，因要考虑患者的心理承受能力，所以通常要根据情况决定是否先将病情告诉家属。

4. 住院心态的差异　不同社会地位或经济基础的患者，对周围的关系持不同的心态。作为护士应对患者的情况有大致的了解，才能在护理工作中区别对待。

5. 宗教信仰及风俗习惯的差异　许多住院患者有宗教信仰及各自的民族风俗，作为护士不但要了解其所患疾病，还要了解他们的信仰、风俗习惯，要尊重他们。例如，允许他们默经诵佛及做祈祷，保佑平安。

二、文化休克的概念、原因及表现

（一）文化休克的概念

"文化休克"（cultural shock）又称为"文化震惊""文化震撼"，是在 1958 年由美国人类学家卡莱沃·欧伯格（Kalvervo Oberg）提出来的一个概念。文化休克是一种常见的文化现象，它经常发生在不同国家之间、不同民族之间、不同群体和不同地区之间的社会文化互动过程之中，特指生活在某一种文化环境中的人初次进入到另一种不熟悉的文化环境时，因失去自己熟悉的所有社会交流的符号与手段而产生的一系列精神紧张综合征。它表现为生物、心理、情绪三方面的反应，常见的症状有焦虑、恐惧、沮丧、绝望。例如，案例"患者的民族文化与信仰"中的患者张某在住院初期产生了一系列不适应、不习惯，甚至会产生恐惧心理，表现出明显的文化休克现象。

（二）文化休克的原因

引起文化休克的主要原因是当事人突然从一个熟悉的环境到了另一个陌生的环境。文化休克常体现在以下几个方面：

1. 沟通（communication）

（1）语言沟通：不同的文化背景、文化观念的差异，表现在价值观念、行为规范和对事物认识上的偏差，以及因语音不同带来的沟通障碍。

（2）非语言沟通：非语言沟通的形式有身体语言、空间效应、反应时间、类语言、环境等。那些人们习惯用的手势、语言、交流方式，成为了文化的一部分，在不同文化中有着不同的含义。

2. 日常生活活动差异 生活方式、生活习惯等方面的不同使得身处异乡的人难以适应，如饮食的差别。文化休克常见于移民当中，或者是在一个国度内，不同文化背景的民族因文化生活环境发生根本性改变的时候。

3. 风俗习惯 不同的风俗、行为准则是在人们成长的过程中慢慢积累形成的。因此，在遇到不同的社会习俗时，人们常常由于不了解不同的文化和习惯被嘲弄、伤害，很容易感到迷惑和挫折。

4. 态度和信仰 具有文化属性的人，难免用自己的价值观来分析和判断周围的一切，长时期形成的文化价值观与新环境文化中的一些价值观不和谐或相抵触。价值观的矛盾和冲突造成行为上无所适从。

5. 孤独 人们进入一个新的社会环境，所接触的人和文化都是陌生的，就会产生孤独、寂寞甚至是害怕的心情。所以，人在他乡遇到老乡时会感到格外地亲切。

（三）文化休克的过程

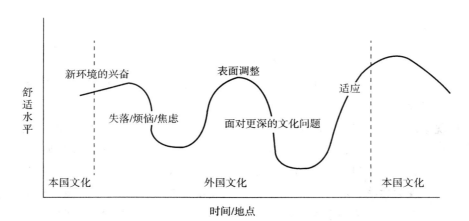

图 8-1　文化适应曲线图

文化休克大体经历 4 个阶段：

1. 兴奋期　又称蜜月阶段，指人们刚到一个新的环境时，由于有新鲜感，心理上兴奋，情绪上亢奋和高涨的阶段。

2. 沮丧期　又称敌意阶段，"蜜月期"过后，由于另一种文化在生活方式、生活习惯等方面与自己文化不一样，尤其在价值观上有矛盾和冲突，兴奋的感觉渐渐被失望、失落、烦恼和焦虑所代替。对新环境的迷惑和对旧环境的依恋是文化休克过程中最难度过的阶段。

3. 转变期　又称恢复调整阶段，指在经历了一段时间的沮丧和迷惑之后，逐渐适应新的生活，找到了对付新文化环境的办法，解开了一些疑团，熟悉了新环境的语言和食物、味道、声音等非言语语言，了解了当地的风俗习惯。这时心理上的混乱、沮丧、孤独感、失落感渐渐减少，慢慢地适应了新的文化环境。

4. 接受期　又称适应阶段。在这一阶段人们的沮丧、烦恼和焦虑消失了，基本上适应了新的文化环境，适应了当地的风俗习惯，能与新环境的人和平相处。

（四）文化休克的表现

1. 焦虑

（1）生理方面：表现为坐立不安、失眠、疲乏、声音发颤、手颤抖、出汗、面部紧张、瞳孔散大、眼神接触差、尿频、恶心和呕吐，特别动作增加（如反复洗手、喝水、进食、抽烟等），心率增加、呼吸频率增加、血压升高。

（2）情感方面：表现为自诉不安、缺乏自信、警惕性增强、忧虑、持续增加的无助感、悔恨、过度兴奋、容易激动、爱发脾气、哭泣、自责和谴责他人，常注意过去而不关心现在和未来，害怕出现意料不到的后果。

（3）认知方面：表现为心神不定，思想不能集中，对周围环境缺乏注意，健忘或思维中断。

2. 恐惧 文化休克时，恐惧的主要表现是躲避或（和）注意力与控制缺陷。

3. 沮丧

（1）生理方面：表现为胃肠功能衰退，出现食欲减退、体重下降、便秘等问题。

（2）情感方面：表现为忧愁、懊丧、哭泣、退缩、偏见或敌对。

4. 绝望 文化休克时，绝望的主要表现是生理功能低下，表情淡漠，言语减少，感情冷漠，被动参加活动或拒绝参与活动，对以往的价值观失去评判能力。

三、克服文化休克的策略

护士是能够帮助住院患者减轻或者克服文化休克的最重要力量。护士通过实施文化护理，帮助患者适应新的环境，使其理性地配合医务人员的治疗与护理，为身心早日康复提供良好的心理条件。

1. 营造温馨的医院文化环境 对于患者来说，医院是一个非常陌生的环境，而且患者本身还带着病痛，这些会让患者感到不适，容易引起文化休克。开展多元文化护理的前提之一是就医环境的人文化，医院应该为患者建立一个"舒适、方便、安全"的就医环境。医院在建筑设计上应以方便患者就诊流程为原则，在环境布局上充分体现以人为本，恰当地使用装饰物、背景音乐等，使患者有舒适、温馨的感觉。

2. 做好入院指导 护士是患者入院后最先接触的医护人员，护士应仪表端庄，选择合适的称谓，向患者做好自我介绍，使患者有亲切感，用爱心、同情心、责任心营造使患者信任和支持的护理气氛。护士应设身处地地为患者考虑，消除环境的陌生感，满足患者精神需求，详细告知患者病房病室的设备、环境、医院的规章制度，做好入院指导，让患者减少恐惧感，并经常询问、安慰和帮助患者及家属，不因忙于治疗而忽视对患者的精神支持。

> **知识拓展**
>
> 美国人注重自己的隐私，也尊重他人的隐私，不喜欢议论别人的"家长里短"。这方面的规矩很多，比如，不能问对方的收入、年龄、信仰等私人问题。
>
> 一位中国女医生到美国一家医院访问，路遇一护士身着漂亮的时装，她热情赞美了护士，护士当然很高兴地微笑。她接着又问"这衣服多少钱"，对方顿时目瞪口呆，过半天才断断续续地说"很贵很贵的"。

3. 实施文化护理 由于患者所处的社会环境和文化背景不同，生活方式、宗教信仰、道德观念、世界观和价值观也不尽相同。因此护士在护理过程中应尊重不同文化背景患者的健康观、疾病观、宗教信仰和行为方式。护理措施应结合患者的文化背景，以满足患者的文化需求。

4. 心理辅助 采用心理应对方式。例如，转移疏导疗法、反思法、精神发泄防卫法、意识自控法、兴趣诱导法、宣泄法等，使患者的文化休克得到控制与减轻。大多数的住院患者通过以上的方法，可减轻或解除文化休克，但对个别文化休克严重、应用护理措施无效的患者，可适当采用药物辅助治疗。

第三节　跨文化沟通理论与策略

跨文化沟通（Cross－Cultural Communication），通常是指不同文化背景的人之间发生的沟通行为。文化差异常由不同地域、不同种族等因素导致，所以，跨文化沟通可能发生在国际间，也能发生在不同的文化群体之间。跨文化沟通主要包含三个要素：跨文化沟通发生的前提是文化差异，跨文化沟通过程是跨文化信息的传递，跨文化沟通的结果是获取对方的理解。

一、跨文化沟通的影响因素

跨文化沟通的主要特点是文化的差异性，来自不同文化背景的人把各自不同的感知、价值观、规范、信仰和心态带入沟通过程。文化的异同性是影响跨文化沟通的关键因素。从一种文化中传来的信息，总是按照自己的文化背景以及由这种文化背景所决定的方式加以理解，护理人员要正确理解影响跨文化沟通的因素，做到知己知彼才能有效地开展多元文化的护理工作。

1. 文化共享性差　共享性是指人们具有共同的文化特征。在跨文化沟通过程中，由于双方长期生活在相对独立的地理区域和文化中，个人的经历、历史都不一样，双方的价值观、语言系统、非语言系统及对事物的感知都大不相同，共同感兴趣的话题和事物及活动较少，一方文化中的事物在另一方文化中又可能没有相应的文化对应物，或者沟通的一方虚幻地想象另一方的文化因素与自己相同，从而造成误解和沟通无效。

2. 民族优越感　种族中心主义是人们作为某一特定文化成员所表现出来的优越感。它是一种以自身的文化价值和标准去解释和判断其他文化环境中的群体的一种趋向。当人们容易相信本国的各项条件属最优之时，适应其他文化的潜在障碍就出现了，这种倾向被称为自我参照标准或民族优越感、种族主义等。民族优越感使人们不愿了解别的文化，拒绝承认别的文化也具有丰富的内涵，排斥不同的观点和技术，因而是跨文化沟通的障碍。

3. 感知的差异　感知是指个人对外部世界的刺激进行选择、评价和组织的过程。感知与文化有很密切的关系。一方面，人们对外部刺激的反应、对外部环境的倾向性、接受的优先次序，是由文化决定的；另一方面，当感知（知觉）形成后，又会对文化的发展和跨文化的沟通产生影响。文化差异的存在使人们对同一事物的描述和理解产生了差异，由此出现了沟通障碍。如欧美人多把干酪作为一种美食，常作为厚礼送给中国朋友，而多数中国人都不喜欢干酪的味道。同样，欧美人对中国的臭豆腐的味道也难以接受，认为它有一种发霉的气味。

4. 定型观念和偏见　定型观念，也叫定势思维或心理定势等，它是一种知觉上的错误，指人们把在头脑中形成的对某类知觉对象的形象固定下来，并对以后有关该类对象的知觉产生强烈影响的效应。定型观念的最大害处就是过分的简化和类化，根据某一群体的共同特征而将其归类，并作为认知固定下来。定型观念往往会造成"以偏概全""坐井观天""一叶障目，不见泰山"等认识错误，并会直接导致沟通中的误解和障碍。

5. 沟通风格的差异 沟通风格是指人们在沟通过程中将自己展现给对方的方式，它包括自己喜欢谈论的话题，最喜欢的交往方式，如礼仪、应答方式、辩论、自我表白及沟通过程中双方希望达到的深度等。不同文化的人们的沟通风格有很大的差异，如果相互之间的沟通风格不同，就可能给沟通带来问题。

二、跨文化沟通理论与策略

在跨文化沟通中，各种文化之间的差异是客观存在的，这是多元文化护理进行跨文化沟通的前提。为了避免价值冲突、无效沟通或沟通误会，护理人员要能够熟练运用跨文化护理理论，设计与患者的沟通策略，做到正视差异，求同存异，客观、公正、全面地认识和理解异质文化。

（一）莱林格跨文化护理理论

护理专家玛德琳·M. 莱林格（Madeleine M. Leininger）是跨文化护理理论的奠基者，她首先注意到人类学、社会学、心理学等其他学科对护理学的作用，并首次把人类学、社会学、心理学的概念引入护理学中。20 世纪 60 年代，她提出了跨文化护理的概念，认为跨文化护理是对护理和健康 – 疾病照顾方面的信念、价值观及实践有关的文化所进行的比较性研究和分析，其目的是应用这些知识，为不同文化价值取向和对健康 – 疾病有不同认识的人们提供有效的保健服务。

莱林格认为：护理的本质是文化照护，照护是护理的基本思想，是护理活动的原动力。护理照护是以患者的健康为目的，并从整体观念出发，为个体、家庭和群体的健康提供与文化相应的护理照护。

1. 莱林格跨文化护理理论的前提 具有各种文化的人们不仅能认识并说明他们所经历的和感知到的护理照顾，而且能将这种体验和感知与他们的健康信念和实际情况联系起来。因此，文化照护是从这些照护的文化中产生并在文化中得以发展的。

2. 理论的主要概念 莱林格跨文化护理理论强调了文化与照护和护理的关系。并围绕"文化"和护理、照护提出了新的概念。

（1）文化照护（Culture care）：是指对一个个体或群体维持其健康，改善其生活状况和生活方式，或面对疾病、残障、死亡的一些价值、信念和模式化地对生活方式进行辅助、支持和促进。

（2）文化照护差异性（Culture care diversity）：是指在不同文化背景下，人们在与帮助、支持和促进性行为等有关的照护表达方面，对照护的意义、模式、准则、生活方式或象征意义上的表现具有差异性。

（3）文化照护共同性（Culture care universality）：是指在涉及帮助、支持和促进人类照护的表达方面，各种不同文化之间所表现的对照护的共性的、相似的或一致的意义、形态、生活方式或象征等。

（4）民间照护系统（Folk care system）：是指帮助、支持和促进有明显或预期需要的个体或群体改善生存方式，是为提高健康水平或应对残疾和死亡所采取的一系列传统的、地方性的、民间的知识、技能和实践。

（5）专业照护系统（Folk care system）：是指由专业机构或经过正规培训的专业人员所提供的有关健康、疾病和专业照护方面的知识、技能和实践。

（6）世界观（worldview）：是指人们如何看待宇宙或世界的方法，以及所形成的关于生命和世界的"图像或价值观"。

（7）护理照顾决策和行为的三种方式：①文化照顾维持/保存（cultural care maintenance/preservation）：是指用帮助、支持和促进康复的专业行为和手段，帮助特殊文化的护理对象保持他们的健康、从疾病中康复或面对死亡。②文化照顾调整/协商（cultural care accommodation/negotiation）：是指用帮助、支持和促进康复的专业行为和手段，帮助特殊文化的护理对象适应、调整，以达到良好的健康状态或面对死亡。③文化照顾重建/再定型（cultural care reconstruction/repatterning）：是指用帮助、支持或促进康复的专业行动和手段，帮助护理对象把他的生活方式改变为新的、更有利其健康并令人满意的生活形态。

3. 日升模式 莱林格指出，护理的本质是提供以文化为基础的照顾。不同文化对健康、疾病与照护等的信念、价值、表达方式和行为习惯等存在着差异。而这种文化差异不仅存在于不同文化之间，还存在于同一文化之中的不同个体之间，表现为即使是同一文化内，对同样刺激的反应也是不同的。因此，每一对护患之间都存在着差异，都有其特殊性。护理工作应因人施护，因类施护。莱林格将其理论称为文化照护的差异与共性，并构建了"日升模式"（sunrise model）（图8-1）来帮助理解理论中的各个成分在不同文化背景下是如何影响人们的健康状态以及如何为他们提供健康照护的。该模式分为四个层次：

（1）世界观、文化与社会结构层：此层是日升模式的最顶层。该层的构成因素包括教育、经济、政治与法律、文化价值观与生活方式、亲缘与社会、宗教与哲学、技术等。以上因素是形成照护的价值观、照护的信念和照护实践的基础。此层用于指导护士评价和收集关于服务对象所处文化的社会结构和世界观方面的信息，进而明确服务对象所能接纳的照护方式。

（2）服务对象层：该层次为特定文化的人们（个人、家庭、群体、社会以及机构等）提供了有关照护和健康的形态、特定意义和表达方式。

（3）保健系统层：此层包括三个保健系统，即民间照护系统、专业照护系统和护理照护系统。并着重阐述了每一系统的特征和独特的照护特色，以利于鉴别文化护理照护的异同点。

（4）护理照护决策与行动层：该层包括文化照护的保存/维持、文化照护的调整/协商及文化照护的重塑/重建三种照护模式。护理照护在这一层得以实施，采取基于服务对象的护理决策和护理措施，最大限度地满足服务对象的需要，并提供与文化一致的护理。

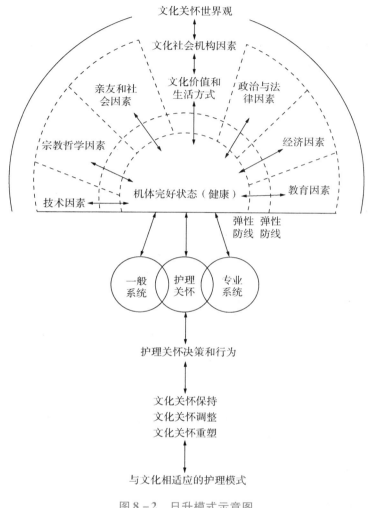

图 8 - 2 日升模式示意图

（二）跨文化沟通策略

莱林格跨文化护理理论的日升模式与护理程序基本一致，都是描述解决问题的程序，服务对象也都是护理照顾的接受者。只是日升模式特别强调护士要理解服务对象的文化，并具备有关文化的知识。在临床实践方面，可根据莱林格的"日升模式"的相关联系来进行护理。从评估开始收集与文化有关的资料，认清和鉴别有关文化的共性或差异，并据此选择采取文化照顾保持、文化照顾调整或文化照顾重建的方式为服务对象提供有效的、促进性的文化护理照顾。

1. 评估 评估和收集与护理对象文化有关的资料，根据所获得的资料找出所存在的文化差异与共性。

2. 诊断　以文化为基础，分析护理对象所存在或潜在的健康问题，即得出护理诊断。

3. 计划和实施　通过选择采取文化照顾保存、调整或再建的不同护理照顾决策和行为来提供与文化一致的护理照顾。

护士在实施跨文化沟通策略时，运用跨文化护理理论为患者进行护理，将各种文化渗透在护理过程中，体现了护理全面性、多层性及护理的全过程，体现了整体护理下满足患者身心、社会、精神文化需求的内涵。跨文化护理理论增加了护理人员对患者的理解和了解，缩短了相互间的距离，达到有效沟通，提高了患者对护理工作的满意度，从而提高了护理质量，使整体护理得到深化。

知识拓展

护理专家玛德琳·M. 莱林格（Madeleine M. Leininger）是跨文化护理理论的奠基者。她首先注意到了人类学、社会学、心理学等其他学科对护理学的作用，是世界上第一位获得人类学博士学位的专业护士，出版了许多著作，具有代表性的包括《跨文化护理：概念、理论和实践》《护理与人类学：两个交织的世界》《关怀：护理与健康的本质》《照顾：人类的基本需要》《文化照顾的多样性与普遍性》。20 世纪 50 年代，莱林格在一个"儿童指导之家"工作期间，注意到在那里工作的护士缺乏对影响儿童行为的文化因素的认知和理解。不同文化背景的儿童反复表现出来的行为差异让莱林格非常震惊和忧虑。恰好当时有一位米德博士到辛辛那提大学（University of Cincinnati）心理系任客座教授，莱林格向其请教职工护理与人类学的潜在关系问题。虽然未得到直接答案，但却坚定了她攻读文化、心理学和人类学的决心。1965 年她成为全世界第一个获得人类学博士学位的护士。1989 年创办了《跨文化护理》杂志，先后建立了全世界第一和第二个跨文化护理硕士与博士点。她的第一部跨文化护理专著为《护理学与人类学：两个世界的融合》，1978 年她又发表了《跨文化护理：概念、理论和实践》，之后相继出版了《关怀：一种基本的人类需要》《照顾：护理与健康的基础》《文化照顾的共性与差异：一个理论》等专著和论文。莱林格的跨文化理论模式是建立在护理是一个跨文化的照护专业的信念基础上的。护理是一种艺术，是一门能够为个体和群体提供具有特异性文化的照护，以促进或维持健康行为或疾病康复的科学。

复习思考题

一、课后思考

1. 如何理解多元文化？请举例说明多元文化对现代护理的影响及作用。

2. 文化休克分哪几期？分别包括哪些内容？如何满足患者的多元文化护理需求？

3. 请举例说明护理人员如何帮助住院患者防止文化休克。

二、案例思考

患者，男性，48 岁，英国人，访华学者。劳累后反复心慌、心悸、胸闷不适一个月，因突发心前区濒死样疼痛，经急诊收治入院。患者目前 T 36.8℃，P 68 次／分，R 16 次／分，BP 140/80mmHg。患者精神一般，无其他异常，病情稳定。

社会心理资料：患者为美国人，信奉基督教，现系某外资高管。患者性格暴躁，情绪易激动，缺乏耐心，独立性强。患者时间观念强，讲求效率。饮食习惯为西餐，不喜欢中餐。要求为其服务的护理人员固定，并懂得其国家的礼节。

面对这样的患者，作为护士应如何应对？

三、阅读思考

回族的诞生礼

回族主要分布在宁夏回族自治区和甘肃、青海、河南、新疆、云南、河北、安徽、辽宁、吉林、山东省及北京、天津等直辖市，人口数量居中国五十五个少数民族的第三位。

回族把出生视为一种大礼，保留着许多传统的风俗习惯。妇女在孕育期，通常被称为"有喜"。询问时，一般只说"有喜了吗"，而不能问"你怀孕了吗"？妇女在孕育期间还有很多避讳和禁忌，如：不送亲，不参加婚礼，不祭奠已故的人，不送葬等。若在途中遇见送亲、送葬的，要尽快避开，不能迎面而行。在饮食上也有一些戒律，尤其注意的是不能让孕妇吃兔子肉。

接生婆接生完小孩以后，主人要给她红包或礼物。在孩子出生三天的时候，要用热水给孩子洗掉身上的污垢，回族叫"三洗"，也叫"洗三"。

思考：作为即将成为护士的你，是否熟悉不同国家、不同民族的文化？学习中要加强阅读相关文化知识，为日后工作积极储备。

第九章 护理教学中的师生关系与沟通

护理教学作为培养护理人才的重要部分，其质量的高低，直接影响着所培养护理人才的素质和护理教育的整体质量。护理教学中的师生沟通是指教师与学生在教学环境中发生的信息传递、交流和理解过程，是教学活动的主要表现形式和手段，是完成教学任务的重要保证。在护理教学过程中开展有效的人际沟通，不仅可以促进教学活动，实现教学目标，也对护生在今后的护理实践中运用和发展沟通技巧有很大的影响。

第一节　概述

一、师生关系与沟通的内涵

师生关系是指教师和学生在教育、教学过程中结成的相互关系，包括彼此所处的地位、作用和相互对待的态度等。它是一种特殊的社会关系和人际关系，是教师和学生为实现教育目标，以各自独特的身份和地位通过教与学的直接交流活动而形成的多质性、多层次的关系体系。学校中的教育活动，是师生双方共同的活动，是在一定的师生关系维系下进行的。师生关系既受教育活动规律的制约，又是一定历史阶段社会关系的反映。良好的师生关系，是提高学校教育质量的保证，也是社会精神文明的重要方面。

教师与学生沟通是指为了达到教育学生的目的，教师将信息、思想和情感在学生的个体或集体中传递，并获得反馈的过程，同时也包含学生将信息、思想和情感传递给教师，并获得反馈的过程。在实际的教育教学中，师生的沟通主要是让彼此共同进入良好的教育教学状态，从而实现提高教育、教学效果的作用。师生之间的有效沟通有助于教与学两方面信息的及时传输和反馈，可以增进师生思想、情感的交流，是师生关系融洽，教育、教学目标顺利实现的前提和基础。从教育教学实践来看，教师与学生沟通的形式一般可以分为四种：

（一）单向式

教师是信息发送者，处于沟通的主动地位；学生是接受者，处于沟通的被动地位，对于教师的信息无法给予反馈与评价。这一形式体现了教师权威主义的传统教学观念。

（二）双向式

师生双方既是发送者又是接受者。在收到信息后，师生双方都可以将自己的感受和理解、看法和意见及时地反馈给对方。这反映了师生平等的教学思想。

（三）多向式

在这种沟通形式中，不仅教师与学生之间进行沟通，学生之间也进行交流、沟通。这一形式充分反映了教学中的师生互动、生生互动关系。

（四）辅助自主型

在这种沟通形式中，学生与学生之间的沟通占绝对比重，教师只是辅助者。这种沟通形式强调学生参与沟通的积极性，可以使沟通畅达且利于建立融洽的教学气氛，也是教学沟通艺术的追求所在。

二、师生有效沟通的意义

（一）教师与学生有效沟通是改进"教"与"学"的必要途径

沟通是人与人之间构建良好关系的基础和途径，而在教育领域，它所凸显的作用与意义尤为重大，师生建立良好的、和谐的关系离不开沟通，教学质量的高低在很大程度上也取决于师生间有效的教学沟通。首先，每个学生来自不同的地区和家庭，所处的家庭和社会环境不同，形成的思想意识、思维方式、生活习惯等也不尽相同，教师只有通过与学生进行沟通才可能了解学生的实际情况，选择和调整教学方法和教学模式，从而提高教学效果。其次，有效地教学沟通还可以将学生的学习进展，存在的障碍以及对"教"的反应、意见反馈给教师，在学生得到教师指导的同时，教师也收集到了进一步改进教学的依据。与此同时，良好的师生沟通有助于学生在认识和把握教师的教学策略和教学风格的基础上，主动地调整自己的学习方式和学习策略，以积极适应教师"教"的特点，从而优化自己"学"的效果。

（二）教师与学生有效沟通是解决教育教学冲突的主要手段

教育过程中难免会产生冲突。实际上，教学过程本身就是一个产生冲突－解决冲突的过程。冲突的解决离不开有效的沟通。当与教师或其他学生在意见或观念上出现分歧进而产生冲突后，学生往往会非常明确地表露出来。如果冲突不能及时予以化解，会阻碍甚至阻断教育、教学过程中信息、思想及情感的进一步反馈和交流，给后续教学以及师生关系留下隐患和阴影。教师高超的沟通艺术可以使师生以及学生之间在教学过程中互相体察内心的感受，平心静气地及时互通意见，化解分歧和矛盾。

（三）教师与学生有效沟通是密切师生关系的最佳方式

和谐的师生关系有利于营造良好的教学气氛，可以调动"教"和"学"两方面的积极性，在促进教学效率提高的同时，更有助于师生人格的完善和个性的全面发展。教师与学生的有效沟通强调沟通不仅是师生在"教"与"学"中交换信息、反馈信息的过程，更是师生思想、情感、个性及人格的交流、共鸣以及相互影响的过程，是师生个体充分展现自我的过程，是密切师生关系的最佳选择。

（四）教师与学生有效沟通是实现师生共同提高的有效方法

师生有效沟通能够有效实现"教学相长"，共同提高。一方面，在师生沟通的过程中，教师不断地了解学生的心理特点和思想意识特征，有助于深入研究教育、教学理论，拓宽工作思路，增强工作的针对性，提高工作水平；另一方面学生在师生沟通过程中，主动吸收和接纳教师传递的各种信息，并将这种信息内化为自身的素质和学习、生活的精神动力，还会不断地从思想、心理、学习、工作等各方面认识自我、完善自我，增加学习和工作的紧迫感和自觉性，主动提高自己的综合素质。因此师生沟通是一种真正意义上的互惠、双赢：学生能从沟通中感受到教师的人格魅力，体验到平等、自由、民主、尊重、信任、友善、理解、宽容、亲情与关爱，同时受到激励、鞭策、鼓舞、感化、召唤、指导和建议；另外，教师也从沟通中分享到尊重、理解、信任，会深切地体验到这种沟通不是无谓的牺牲精力和耗费时光，而是生命活动、专业成长和自我实现的过程。

（五）教师与学生有效沟通是提高教育效能的必经之路

成功的教育，取决于多种因素。其中，一个最重要的因素是教师与学生之间的沟通质量。我国教育名著《学记》中指出"亲其师而信其道"就是这个道理。

从这个角度讲，教育对学生产生效能是通过师生之间人际关系的有效程度来决定的，师生之间关系的好坏是教育成功与否的关键。教师的教与学生的学是在师生之间的沟通中进行的，沟通是学校实现教育目标、满足教育要求、实现教育理想的重要手段。"师生之间如何沟通，用什么样的品质沟通，决定了教育具有多大程度的有效性。"学生通过与教师的人际关系的感受，来决定是否喜欢这个教师所教的学科，是否愿意来遵守这个教师所提出的要求，是否喜欢学习和参与由这个教师所提供的各种活动，所以师生之间的有效沟通是提高教育效能的前提。

第二节　护理教师与学生的沟通

护理教学过程是由护理教师引导学生认识护理的过程。师生之间的有效沟通是实现教育教学目标的重要手段，良好的沟通不仅可以促进教学过程，也对学生今后在实践中运用和发展沟通技巧有着深远影响。了解学生，与学生建立良好的沟通，提高学生的沟通能力，是每个教师都应该关注和努力的。

一、影响护理教师与学生沟通的因素

（一）角色功能的差异

师生关系是随着社会的发展逐渐演变的。传统的护理教学模式是护理教师处于教学

的中心地位，教师是教学的主宰者，学生是被动接受者，师生之间缺乏有效沟通。

（二）文化因素

护理教师与学生文化水平、人生阅历、认识方式等不同，对传统文化的理解和对新知识的接受程度亦不同，师生交往必然存在障碍。

（三）心理因素

地位、角色、年龄等差异使得教师具有一定的优越感，容易形成上位心理，这些因素对学生产生束缚，致使学生形成下位心理。这种不平等心理因素影响常给师生沟通造成障碍。

（四）学生对课程的兴趣

学习兴趣浓、成绩好的学生往往愿意与教师沟通；对课程学习缺乏兴趣的学生，无心与教师沟通；成绩差的学生有自卑感，不敢与教师沟通。

（五）教师过多地依赖现代教育技术

现代教育技术是通过图片、动画将抽象的事物具体化的教学手段。若教师过多地依赖多媒体，会导致师生间缺乏感情、语言、动作的沟通，影响教学效果。

（六）教学因素

在目前的护理教育教学中，护理教师多缺乏临床经验，教学重点只是书本上的理论知识。而在实训操作时只重视操作步骤和方法，忽视了与患者的沟通，缺少让学生去体验患者并用自己的感受和语言与患者沟通的机会。在实训教学中，很多操作练习面对的都是模型、模具，教师交流时不能与学生进行情感交流，教学缺乏真实感，以致学生交流的积极性不高，影响了对学生沟通能力的培养。

二、护理教师与护生沟通的技巧

（一）践行护理教育新模式

以人为本的护理教育新模式，由过去单向的沟通模式向双向乃至多向的沟通模式发展，主张以学生为中心，学生是学习活动的主体，注重教师与学生间的沟通。教师应了解学生的身心发展规律和需求，根据学生的特点和需求设定教学目标、内容和方法，因材施教。采用合作式的教学方式，接受、理解学生，建立个性化、人性化的师生沟通。

（二）提高教师的综合素质

教师是教学沟通的主导者，教师的道德素养、知识水平、业务技能以及沟通技巧直接影响师生沟通，影响教学效果。因此，提高教师的综合素质是改善师生间沟通的重要环节。如，对教师进行定期轮训、培训等，不断提高其综合素质。

（三）克服师生沟通中的心理因素

教师在教学中要注意克服上位、下位的心理因素对师生沟通的影响。针对不同学生的个性，运用心理学的某些原则、技术和方法确立与学生沟通的策略和方式，鼓励学生自由地发表自己的见解，形成良好的反馈和双向沟通模式。

（四）自然流露对护理学科的热爱

在教学过程中，教育者必须遵循情感活动和教育的规律，重视自身教学活动对学生护理职业情感的导向作用。尊重、信任学生，处处给予学生关怀，融洽师生情感，激发学生对护理专业的热爱，把专业情感的教育贯穿于教学全过程，从而形成积极、有利的情感氛围，为教学沟通构建坚实的基础。一位优秀的护理教师，不仅要给学生传授知识、技术乃至获取知识、技术的方法，而且要将自己对护理学科的深入探索和执着追求精神带给学生。因此，教师应将全部热情倾注在教学中，发挥情感的功能，通过师生的情感交流，培养学生对护理学科的热爱，从而提高护理教学质量。

（五）优化护理教学方法，拓宽师生沟通渠道

针对学生独立思考能力强，具有一定的探索精神和自学能力的情况，应优化教学方法，在条件具备的情况下尽可能开展小班教学，使教师有机会了解每位学生，使学生有机会与教师进行一对一的沟通。通过采用多种形式的教学活动，如讨论、演示、角色扮演、情景模拟和上台表演等方式以加强学生口头表达能力的培养，多为学生提供锻炼机会，提高学生们的语言技巧。同时利用教室、实验室的场地，营造"病房"的氛围，让学生在这种氛围中进行语言训练。教师结合病例进行情境模拟，让学生发自内心地与"患者"交流。

（六）学生要学会倾听

沟通大师卡耐基曾经说过："在沟通的各项功能中，最重要的莫过于倾听的能力。"倾听是学生将教师发出的信息进行接收、感受和理解的过程。当学生全神贯注地倾听和感受来自教师的表达和讲述时，老师会感受到被尊重，就会在学生认真倾听的氛围中敞开心扉，实现师生的心理交融。

第三节　带教老师与护生的关系沟通

临床实习是学生接受护理教育的一个重要阶段，是实现培养目标的最后教学阶段，也是促进护理基础知识和临床实践有机结合的重要时期，对学生以后的学习和工作有着深远的影响。学生在临床实习或见习期间的学习体验在很大程度上影响他们对护理专业的认识，进而可能影响未来他们的职业观。在此过程中，带教老师的沟通技能直接影响

教学效果。师生沟通是提高实习效果和完成临床教育任务的重要保证。带教老师应重视沟通能力的改善，主动与护生沟通，创造亲切、民主、和谐的教学环境。

一、影响带教老师与护生沟通的因素

由于临床教学的特殊性，师生沟通经常受到各种因素的限制，影响教学效果。教学沟通的主要障碍可能来源于环境，也可能来源于信息发送者或接受者。

（一）环境因素

临床教学环境与课堂教学环境不同：临床人员构成复杂，沟通方式随情景的选择性较大，交流过程易受环境的干扰；临床人文环境复杂，护生要处理各种不同的人际关系；另外，护生以轮转方式学习，刚刚适应一个科室环境，又要转到另一个科室，这对护生的学习能力是一个不断的挑战。

（二）心理障碍

护生对专业缺乏足够的认识，对实习没有做好充分的心理准备，对带教的教师提出的要求没有足够重视。另外，护生的个性心理，包括自卑、缺乏自信、害羞、胆小、内向和孤僻等个性，会阻碍与带教老师的有效沟通。

（三）缺乏沟通的动机

由于临床工作较繁忙，个别临床带教老师没有重视对护生的带教工作，有的把护生当作包袱，有的把护生当作劳动力，没有充分做好对护生的带教计划。

（四）缺乏相应的沟通技能

带教的教师缺乏与学生沟通方面的知识和技能，不能很好地观察、了解学生的心理，学生学习的积极性得不到发挥。

（五）不注重反馈

带教的教师对所教的知识没有及时反馈，不了解学生对所讲的知识是否掌握，自己的教学方法是否正确。护理部没有定期了解护生的学习情况，不能起到督促作用。

二、带教老师与护生沟通的技巧

（一）加强护生培训，提高临床适应能力

带教老师有针对性地开展相应的教育及技术训练，如岗前护理技术操作的强化培训，使护生有一定的基础。临床带教中，应对护生进行循序渐进的引导。如实习初期：带教老师应先耐心仔细地给护生讲解操作目的、要领及正确姿势。护生操作时，老师要认真给护生点评，纠正护生操作中存在的不足，及时给予指导并加以纠正，采取多鼓

励、少批评的教学方法。实习中期：尽量给护生提供操作的机会，但带教老师必须做到放手不放眼，严防护理差错、事故的发生。实习后期：护生对整个临床护理工作有了比较全面的理解，进一步掌握了理论和操作，带教老师可以安排护生担当技术较高的护理任务，适当增加护生的工作量，使护生对临床实习充满信心。

（二）不在患者面前指责学生

学生的自尊心强而心理脆弱，教师要注意保护学生的自尊心，不要在患者面前批评学生。因为在患者面前批评学生，会使患者对学生失去信任，患者也许以后不愿意再让这个学生在他（她）身上进行一些治疗或操作。这样不仅伤害了学生自尊心，也影响了临床教学效果。

（三）在批评和建议之前先肯定学生

从心理学的角度看，语言有一种惯性的氛围，在批评学生之前，先对学生好的方面给予肯定和表扬，让学生在一种肯定的氛围下听取意见和批评，会从心理上乐于接受。所以在临床带教中，除了原则性的问题，尽量不要对学生进行过于直接的批评。

一般来说，人们都非常渴望被人肯定。对于学生而言，很希望得到教师或长辈的肯定。如果他们的好的举动得到了教师的肯定和表扬，那么他们会因为希望再次得到表扬而保持好的行为。所以，老师一定要善于发现学生的优点，并及时地给予肯定和赞扬。

（四）教师要勇于承认自己的不足

在某种意义上，教师只是比学生更早地知道某些知识或技能。但护理学本身是不断发展的，有时新的知识也会否定以前的知识，所以教师并不是什么都知道。但有些教师怕影响自己的威信而不敢或不愿承认自己的错误或不足。

事实上，学生都喜欢那些敢于承认自己错误的教师，而不喜欢不懂装懂的教师。美国优秀教师行为守则中有一条就是：在处理学生问题时如有偏差，应敢于承认错误，你将得到的是尊敬，而不是其他。

（五）采用个性化沟通

个性化沟通是指教师根据学生的特点采取个别沟通的方式。每个医院都有自己的临床带教体制，一般来说，大多数学生都能在教学计划下顺利地进行临床学习。但有些学生可能因为性格、环境等因素不能很好地适应临床的学习，这时候，适当的个性化沟通是很必要的。比如，所实习的第一个科室是手术室的学生，在对医院环境陌生，护理操作不熟悉的情况下，面对消毒、操作都要求严格的环境，有的可能会很不适应，感觉压力大，心理负担重，这时如果教师能及时与这些学生个别沟通，可以消除他们对手术室学习环境的恐惧，对顺利开展学习很有帮助。另外，个性化沟通还可以使学生看到护理教师的人格魅力，从而保持对护理工作的热情。

（六）学生应及时表达自己的意见、建议

临床教学具有很强的互动性。学生要及时表达自己的意见、建议，可以让老师更好地了解自己，还可以让自己有被尊重和重视的感觉。另外，老师对临床的东西往往习以为常，而学生因为不熟悉，不知道，反而更容易发现临床的一些问题，这对老师也是有启发的，也即所谓的教学相长。

现代教育倡导理解性师生沟通，强调师生双方的相互尊重与平等，强调双方的相互影响、共同参与和分享的互动关系，这就要求在沟通过程中处于主导地位的教师在沟通观念、技巧及态度等方面，全面提升自身的素质，以适应新时代背景下的师生沟通方式，从而保证教育活动取得良好效果。

复习思考题

一、课后思考

1. 师生沟通的内涵是什么？
2. 师生有效沟通的意义何在？
3. 护理教师与学生的沟通的技巧有哪些？
4. 带教老师与护生沟通的技巧有哪些？

二、案例思考

2011 级护理 1 班上有一个前卫、固执、叛逆女孩，别看她整天大大咧咧，不拘小节，但只要谁提到她高中的一点点事情，她就会发怒，因此与同学间的关系很不好。老师每次找她谈话，都能感受到她不打算和老师说实话，戒备心很强。"那好，聊点别的。"老师和她聊起了她感兴趣的明星、喜欢的音乐。老师能感觉到她的敌意在一点点冰释。于是她们进行了一次畅谈。她的第一句话就是："你和我以前接触的老师不同。""哪儿不同？""比较尊重学生，不自以为是。""你怎么知道？""观察。"原来她一直在考察这位老师，觉得没有什么危险时，才肯摘掉"面具"直接面对，将以前的伤心事都告诉了老师。老师也一直耐心地倾听，她知道自己无须为谁辩护什么，讲什么大道理，现在要做的事情就是建立起学生对老师的信任，只有让学生相信老师是可信赖的，才有可能拯救学生那颗因为受伤而走向偏激的心灵。她们之间也慢慢建立了一种彼此信任、尊重的关系，师生关系中多了一层朋友色彩。

问题思考：本案例中的老师是应用了什么沟通技巧获得了学生的信任和尊重的？

三、阅读思考

班上有个顽劣的男生。大一报到时，他就接连和同学发生冲突。面对老师的调解，

男生态度非常强硬，他一边痛斥对方的种种不是，一边用不礼貌的肢体动作表示自己的愤怒，还痛哭流涕抗议老师的"偏袒"。这个喜欢惹是生非的男生很快就成为班里最不受欢迎的人。

于是老师开始一次次地找他谈话，给他讲为人处事的道理，可他不是强词夺理狡辩，就是闭紧嘴巴流着委屈的眼泪。他的抵触让这位老师开始反思自己的教育方法：应该寻找一把真正能打开他心锁的钥匙。他为什么易怒？为什么总为自己辩解？为什么喜欢报复？为什么不听劝解？为什么屡教不改？通过调查，老师了解到这个学生个性很强，性情急，喜欢表现自己，渴望得到别人的承认，但爱较真，缺少宽容和协作的意识，这就导致他在很多时候表现出了令人不快的言谈举止。为了维护自尊，面对别人的批评、指责，他总是极力申辩，不肯承认错误。他过度的自尊演变成了自负与自卑的复杂性格，敏感脆弱，防范意识强，总是以进攻别人达到保护自己的目的。老师认为他现在需要的不是喋喋不休的教导，而是建立在尊重、信任基础上的倾听，听一听他的理由和委屈，听一听他的愿望和要求。于是当同学们再次反映这男生的"恶行"时，老师不再采取批评他的态度，而是找一个能使人心平气和的环境和他谈话。每次老师都是倾听者，他是讲述者。偶尔，老师会插一句类似"哦，原来是这样""看来，这个问题挺复杂的""你们双方都有各自的道理"这样中立而表示理解的话。慢慢地，他们的谈话中出现了这样一些语言："老师，其实这事也不能全怪他们""老师，这件事我应该负一定的责任……"每次谈话结束后，老师都会拍拍他的肩膀说："我相信你会处理得很好。"他逐渐学会了宽容、合作和反思自己。一天，他说出了一句令大家倍感惊异的话："宽容别人是一件快乐的事情，其实宽容别人就是宽容自己。"语出惊人的人往往是对这个问题有深刻领悟的人。

思考：是什么沟通技巧改变了这名学生的抵触，使他懂得了得到宽容和宽容别人都可以使自己快乐起来？

第十章　现代传媒与医疗人际沟通

随着社会经济的发展，现代传媒技术已经越来越普遍地运用于各大医院，其不断地发展与渗透，已成为很多医院交流信息、加强沟通、对外宣传、展示形象的一个重要平台，这就要求医护人员与时俱进，适时调整思维方式和行为方式，在处理各种医疗人际关系时，医护人员应充分认识到现代传媒的积极作用，学会利用现代传媒技术平台增进医患之间的互相理解、尊重与信任，以便有效提高医疗护理质量。

第一节　概述

在当今信息时代，"传媒"一词不再陌生。人们早已习惯于从由报刊、广播、电视以及互联网等构成的庞大媒体世界中，接受经济、政治、文化、科技和社会发展的各种信息，感受并参与国家乃至世界的文明生活和时代的进步，传媒已经成为社会生活中不可或缺的必需品。因此，了解传媒的概念、追溯传媒的发展、掌握传媒特点及其社会功能，也就不再仅仅是传媒从业人员的事。这些问题与社会各行各业都有着千丝万缕的联系，医疗行业也不例外。

一、传媒与现代传媒的概念

传播媒体，简称"传媒"，或称"媒体""媒介"，就是传播各种信息的媒体，即信息传播过程中从传播者到接收者之间携带和传递信息的一切形式的物质工具，广义的大众传媒包括报纸、杂志、电视、广播、电影、图书、音像制品以及互联网络。1943 年美国图书馆协会的《战后公共图书馆的准则》一书中首次使用"传媒"一词作为术语，现已成为各种传播工具的总称。

现代传媒是一个新概念，是相对于传统传媒提出的。所谓现代传媒，是指运用现代传播技术向社会公众传播各类信息的媒介形式。现代传媒以网络媒体为主体，以手机短信、数字摄像等具有标志性的新兴通讯媒体为辅助，以多媒体、网络化、数字化技术为核心，是现代信息技术革命的产物，极大地改变了信息传播的传统模式，影响着人类知识的组织、传递与获取，给整个人类社会带来了全面而深刻的变化。

二、传媒的分类

传播媒体可以是私人机构，也可以是官方机构。传播管道有纸类（新闻纸、杂志）、声类（电台广播）、视频（电视、电影），还有现代的网络类（电脑视频）。

媒体通常可分为以下四类：

第一类传媒：利用手势、旗语、烽火等直接、简捷、直观的互动方法接收彼此信息的方式。这是传统的原始的传媒的一种。它的特点是直观、快速，但受自然界条件的局限性较大，如天气、光线、自然障碍物等。

第二类传媒：包括信件、绘画、文字、符号、印刷品和摄影作品等。在这种信息交流方式中，信息的接收者要靠视觉感官接收信息，信息的发出者则开始使用一定的传播设施和工具，其中主要包括纸质媒体。这是人类信息传播活动的第一座里程碑。纸质媒体是人类历史上最早出现的一种传播媒体，在人类传播活动乃至整个人类文明发展历程中都具有重要的里程碑意义。中华民族在纸质媒体的创造发明上创造了辉煌的业绩，做出过重大的贡献。中国人发明活字印刷术比古登堡发明铅合金印刷术早四个世纪。印刷术的诞生和广泛应用，开辟了人类信息传播的新纪元。自此，以纸张为载体、以印刷术为手段的传播媒体——纸质媒体便正式诞生了。随后，各种图书、报纸、刊物开始大量出现。

第三类传媒：无论是信息的发出者还是接收者，都必须借助传播设施。这类传媒包括电话、唱片、电影、广播、电视、手机通讯等，也就是声像媒体。它是 20 世纪意义最重大的发明之一。广播、电视是当今科技发展最迅速、应用最广泛的领域之一。从无线传送、电缆传送到卫星传送；从模拟信号编码到数字式信号编码；从黑白到彩色再到高清晰度电视；从小屏幕到大屏幕、宽屏幕、超平面薄型化；从平面、单声道视听到三维画面、立体声效果；从广播、电视分开传送到共用一条信道等。广播电视最敏锐地吸收、应用各种最先进的科技，最大限度地满足人们视听感受的需要。因此广播和电视诞生至今不过短短几十年，对社会的发展和人们的生活却产生了极为广泛而深刻的影响，在传递速度、覆盖面、感染力等方面显示了纸质媒体不可比拟的优势，以至于有人称之为"第二上帝"。

第四类传媒：互联网传媒。之所以单独地将互联网传媒列为第四类传媒，是因为它的传媒方式和信息载体是有别于第三传媒的。传统意义上的传媒在使用中具有一定的时间约束性和空间限制性，但网络传媒的灵活性和机动性是其他媒介所不及的，它既不受地域和时间的限制，又可以第一时间在任何地点使用，其便捷性是有目共睹的。它也正是未来传媒的主要发展平台、现代电子信息技术的骄子。

知识链接

　　20世纪90年代中期，"互联网（Internet）"对于大多数人来说还是一个陌生的概念，而在不到10年的时间里，它已发展成为当今世界最新、信息量最大、传播速度最快的媒体，被称为"第四类媒体"。

　　1946年2月14日，世界上第一台电子计算机ENIAC在美国研制成功。这台以电子管为主要元件、重30吨、占地167平方米、每秒可做5000次加法的庞然大物主要用于军事目的。1956年，以晶体管为主要元件的第二代电子计算机问世。1964年，IBM公司首先生产出360系列集成电路计算机。这是以集成电路取代晶体管分立式电路为标志的第三代电子计算机。20世纪70年代，从第四代计算机——大规模和超大规模集成电路计算机问世开始，计算机向着微机化和巨型机化两个方向发展。1981年8月12日IBM公司公开宣布IBM PC机问世，同时宣布兼容机的浪潮。自此个人电脑迅速普及。1995年是计算机发展史上的重大转折点。互联网在经过26年的发展后，突然在全球范围内迅速普及。网上信息以光速传送，网络世界中的数亿人自由、平等地进行交互式、可视化信息交流，共享信息资源，从而形成了一个几乎覆盖全球的电脑化空间，即"第四类媒体"。它的起源和发展再次证明了科技对传媒发展的巨大推动力。

三、现代传媒的特点

　　纵观传媒发展历程，科学技术是媒体诞生和发展的物质条件和技术保证，社会发展以及大众需求是传媒业不断发展的内在动力。伴随技术进步而发展的现代传媒与传统的传媒相比，有着显著的特点。其中好的方面有：

　　1. 传播的双向性和互动性增强　现代传媒改变了以往在接触传统媒介时不得不与它们保持同步的局面，而其最突出、最重要的特点则在于它与传统媒体截然不同的传播方式。不论报纸还是广播、电视，其传播都是单向的，虽然现在广播和电视也时兴通过热线电话安排一些与受众即时互动的节目，但那只是一种辅助性的、所占比重很小的形式，主要的、基本的形式还是单向传播。网络媒体的出现彻底改变了这种格局。

　　2. 吸引力增强　多媒体化的传播方式与多元化的传播手段，信息量巨大，实时报道能力强，极大地提升了内容的可视性、趣味性，吸引了更多的受众。

　　3. 信息传播实现全球化　现代传媒超越了传统媒体的地域性，实现了信息传播的全球化，因为网络不属于任何组织和个人，所以在网络上，传播者和接受者处于平等地位，角色可以互换，共同享有选择信息的自由和发表意见的权利。这就使传播不再只是单向的，而成为交互式的对话和交流。尽管现在多数人还不太习惯这样的对话和交流，多数情况下还只是被动地接受，也就是不自觉地把网络当作传统媒体的延伸，但可以预见，将会有越来越多的人加入网上的对话与交流。

但是，必须引起高度注意的是现代传媒也有一些弱点，比如公信力减弱，信息出现泛滥趋势，并且存在安全问题，比如病毒、黑客、侵犯隐私、侵犯著作权等问题。

网络是迄今为止最先进的传播工具，它的出现是人类传播史上极为深刻的一场革命。它超越了以往任何一种传媒的局限性，促使各种传统媒体在激烈的竞争中相互渗透并出现整合的趋势，这种趋势也必将波及医疗领域。在医疗领域中要合理运用现代传媒技术，这必须引起高度重视。

四、现代传媒的功能

现代传媒的特点决定了其所具有的功能包括正功能和负功能。

现代传媒的正功能主要体现在信息传播、宣传教育、舆论监督、提供娱乐、社会协调、文化传承等方面。

现代传媒的负功能主要体现在：舆论导向的不确定性影响传媒功能的正常发挥；传媒对社会政策的过度干预会削弱正式的社会控制力量；不正确的教育理念误导群众；传媒在缩短时空距离的同时淡漠了人际关系；娱乐功能偏离了社会发展的正常要求。

以上提到的现代传媒的正、负功能同样体现在医疗领域中，医护人员必须充分认识和合理运用现代传媒的各项正功能，为患者、为社会服务，同时正视和有效防止其负功能及其对社会的消极影响。

五、现代传媒技术在我国医疗领域中运用的现状

在我国目前的医疗环境中，专家给患者看病、护士为患者提供护理依然是现实为主、网络为辅。但随着互联网的不断发展完善，人们对网上医疗信息的需求正在不断增加，对医疗服务的要求也随之提高，对健康的需求不只是满足于"无病不找医生护士，有病才去医院"的简单需要。互联网的普及为网民提供了一条获取医学信息的快捷途径，网上医疗咨询成为网民的迫切需求。

根据《中国互联网发展状况统计报告》，截至 2005 年 6 月，我国上网用户总数达到 9400 万，在调查对象中有 0.6% 的用户经常使用医院网络提供的网络服务，11.3% 的用户在网上经常查询医疗信息。中国互联网络信息中心 2014 年 7 月 21 日发布《第 34 次中国互联网络发展状况统计报告》，其中数据显示，截至 2014 年 6 月，我国网民规模达 6.32 亿，其中手机网民规模已达 5.27 亿，手机作为第一大上网终端设备的地位更加稳固，因此随着移动互联网的发展，我国智能手机用户群体的激增，现代传媒技术在医疗中应用的规模必将不断扩大。

同时报告还指出，互联网发展重心，正从"广泛"转向"深入"，互联网对网民生活全方位渗透程度进一步增加。除了传统的消费、娱乐以外，移动金融、移动医疗等新兴领域应多方向满足用户上网需求，推动网民生活的进一步"互联网化"。

由此可见，现代传媒对医疗各方面的影响已不可避免，从宏观而言，21 世纪是一

个高度依赖现代传媒的信息化的世纪。为了适应时代需要，就应当把信息化建设纳入卫生事业发展的总体规划，以信息化带动卫生事业发展，统筹规划、分步实施、一网多用、资源共享。与之相应的是，卫生部也多次强调"国内三甲以上的医院都要实行信息化管理"。医院要建立"以患者为中心"的流程，提升医疗服务水平，现代传媒的技术支撑必不可少。因此，在信息时代的今天，任何一家追求长远发展的医院，都把积极加强现代媒体建设和运用确定为未来发展的基本战略。很多医院正在充分利用网络技术，建立医院自己的门户网站，树立自身的网络形象，提高医院的知名度，在竞争中扩大市场份额。

医院网站是医院信息化的重要组成部分，是适应我国卫生改革与卫生事业发展的一项重要内容。医院网站的迅猛发展使患者从网上获得医疗信息服务成为可能，并拓宽了医患沟通的途径。医患关系紧张的根本原因是由医患之间的信息不对称而引起的沟通障碍，这是目前需要解决的首要问题。因此，在医院网站加强医患沟通，融合医患关系，已经是广大患者的普遍愿望，也是医院长远发展的迫切需要。

目前已有研究（在对当前国内外医院网站进行比较的基础上）指出我国医院网站在解决医患沟通问题上的结构、功能的不足，并给出优化医院网站模式的建议，以便构建功能完善的医院网站，促进医患沟通。信息技术的日益更新使得医患沟通的平台具有多样性，人们可以通过广播电台、电视台、报刊获得更多医疗信息、医学新知识，还可以通过便捷的医院网站和医疗咨询电话，及时得到医疗方面的帮助和指导。因此要考虑患者、患者家属、医疗行业人士等不同层次人员对医院网站内信息的需求，通过医院网站面向社会构筑医患信息沟通的平台，减少医患之间因信息不对称导致的沟通障碍的产生，从而缓解紧张的医患关系。

不仅是医院门户网站的建立，还有一些科技公司利用移动互联网技术开发相关软件，为患者和医生、护士之间搭建起一个便捷的沟通平台。不论患者身在何方，只要在手机上下载相应的应用程序（Application，简称"APP"）并缴纳相应费用后，患者就可以在线向住院期间的科室医生寻求专业建议，实现与医护人员的沟通。比如，患者可通过相关软件将出院后的身体数据、病情描述、患处图片、康复疑问等内容直接上传给科室医生，医生再根据患者情况进行远程答复、指导。智能化的远程康复问诊平台，让患者不再受地域、时空限制，可随时随地无阻碍地与医护人员进行院后康复沟通。

目前，从我国的政策方面、市场方面、企业方面、金融投资方面、医疗机构方面来看，以现代传媒为基础的移动医疗已经具备良好的发展背景，我国医疗领域移动应用的规模将不断扩大。那么，作为新时代的医护人员，如何在现代传媒技术的运用方面，与时俱进、加强自身的修养呢？下一节重点从医护人员个人的角度谈该问题。

第二节　现代传媒在医疗人际沟通中的应用

据 2013 年 9 月 13 日燕赵都市网报道：几天前，唐山市传染病医院设立的 QQ 群里收到了一条患者发来的信息，请教肝病的相关知识。该院管理员看到信息后，立即把相关信息告诉了该患者，并对他给予了具体的指导。

据了解，这就是该院开展的"阳光新'肝'线"活动。建立阳光新"肝"线医患交流 QQ 群，拓宽医患交流平台，为广大市民提供多渠道的 24 小时免费咨询服务。截至目前，医院阳光新"肝"线医患交流 QQ 群已有近百位好友。

此外，今后该院还要将阳光新"肝"线医患交流 QQ 群号码告知每一位住院患者，让 QQ 成为医患沟通快捷的平台，为和谐医患关系的构建助速、助力！

一、医疗人际沟通运用现代媒体技术的主要形式

（一）网络在线咨询

在线咨询平台是远程医疗大众化的一次尝试。医护人员和患者应用网络终端通过微信、QQ 等形式传输文字、图片、视频信息，在线权威专家及时解答，免费提供健康咨询。比如，作为新一代的社交工具，微信的优势非常显著，这些优势同样体现在医院内外。

据 2013 年 9 月 23 日中国数字医疗网的报道——"微信，医患沟通的新媒体"指出，拥有 5 亿多用户的微信，在短短的两三年间成为最强大的点对点信息传递媒介。这一强大的新兴社交工具也已经逐渐成为医院与患者沟通的重要桥梁，因此，很多医院都开设了自己的微信账号，患者无论是通过医院网站，还是通过门诊触摸屏的标志，只要看到医院微信的二维码即可随时扫描以添加。如今，这一平台已经为越来越多的患者就医提供第一手资料。患者登录在线网站平台后，可以通过查询资料、分享患者经历等方式找到适合自己的医护人员。其实这个过程完成的是分诊工作。而后，患者可通过网页上显示的咨询对话框向医护人员留言咨询，从而实现彼此的有效沟通，让患者找到合适的医生，让医护人员诊治、护理到合适的患者，方便患者预约就诊。在线咨询预约为患者打开了一条快捷、便利的就医之路，同时使医疗信息资源能够得到更充分、高效的使用，让患者就诊过程更加省心、省时、省力，也进一步增进了医患之间的信任。

（二）电子公告板系统（BBS）

电子公告板系统是一种发布并交换电子信息的在线服务系统，可以使更多的用户以简单的终端形势实现互联，从而得到丰富、廉价的信息，并能够为会员提供网上交谈、发布信息、讨论问题、传送文件、学习交流和游戏等机会。人们通过电子公告板系统可以随时取得各种最新的信息，也可以与别人讨论计算机软件、硬件、医学、多媒体等各种话题。

按照美国的标准，如果一种疾病的全球患者少于 20 万人（或患者人口比例小于1∶1500），那么这种疾病就为罕见病。电子公告板系统是网络互动中最具社群性的沟通系统，这种开放式的沟通形式，尤其对罕见病患者大有裨益。罕见病患可以通过网络寻找与自己病情相同的人，网络的普及使得罕见病患可以相互联系、互相鼓励，共同面对疾病而不会觉得那么孤独。而医护人员也可以相对集中地了解、研究更多的病例，从而积累临床经验，更好地为患者提供服务。

（三）博客、微博

博客（BLOG）就是以网络作为载体，以简易、迅速、便捷的方式发布自己的心得，并及时、有效、轻松地与他人进行交流，再集丰富多彩的个性化展示于一体的综合性平台。微博（microblog）是博客的一种变体，因其文本内容限制在一定数量以内而得名。用户可以通过多种方式更新自己的微博。

医务人员微博是指医务工作者以真实身份在微博上开设的，用于分享、传播以及获取信息的网络平台。对医务人员微博的界定，首先，微博主体需具有真实、公开的医务工作者身份。目前属于医务人员微博范畴的主要有医生微博与护士微博两种形式。这种由微博官方认证的传播主体影响力强，公信力高。其次，微博的内容需以医疗业务为主要内容，包括普及知识教育、回答患者问题、描述医学琐事、进行医疗探讨等。

由于医护领域专业性强，医患沟通信息并不对称，医护人员作为医学权威，在精力允许的前提下，可以利用博客或微博这种沟通形式发表关于常见病、多发病的有关文章，推荐患者阅读相关文章，与患者就病情进行讨论。这会大大提高医护人员的工作效率，而且也可以帮助患者对医学、医护人员有正确的认识，避免因医学、医护人员被神化而导致的医患纠纷。有调查表明，在长假期间绝大多数医疗机构不设普通门诊的情况下，有需要咨询健康问题的患者，可通过迅捷的网络、及时发布的微博与开通微博的医护人员快速取得联系，微博也渐渐成为医患假日沟通的全新形式。博客为医护人员提供展示自己医学方面才能的平台，医患之间也可以通过博客增进彼此的了解，促进医患携手，共同战胜疾病。

（四）电子邮件

电子邮件（electronic mail，简称"E－mail"，标志：@），又称"电子信箱"，是一种用电子手段提供信息交换的通信方式，是整个网间网以至所有其他网络系统中直接面向人与人之间的信息交流的系统。它的数据发送方和接收方都是人，所以极大地满足了大量存在的人与人通信的需求。电子邮件是互联网应用最广的服务。通过互联络的电子邮件系统，用户可以以低廉的价格，快速的方式（几秒钟之内可以发送到世界上任何指定的目的地），与世界上任何一个角落的网络用户联系。这些电子邮件可以是文字、图像、声音等各种形式。同时，用户可以得到大量免费的新闻、专题邮件，并实现轻松的信息搜索。电子邮件的使用简易、投递迅速、收费低廉、易于保存、全球畅通无阻，是任何传统的沟通方式所无法相比的。瑞典互联网市场研究机构 Pingdom 于北京时间2013 年 1 月 17 日在其网站列出了一组详细数据，全面概括了全球互联网行业在 2012 年的发展状况。数据显示全球电子邮件用户数量达到 22 亿，全球每天电子邮件总流量达到 1440 亿，全球电子邮件客户端数量达到 43 亿。

（五）远程医疗系统

远程医疗是指通过计算机技术、通信技术与多媒体技术，同医疗技术相结合，旨在提高诊断与医疗水平、降低医疗开支、满足广大人民群众保健需求的一项全新的医疗服务。目前，远程医疗技术已经从最初的电视监护、电话远程诊断发展到利用高速网络进行数字、图像、语音的综合传输，并且实现了实时的语音和高清晰图像的交流，为现代医学的应用提供了更广阔的发展空间。这一领域在国外的发展已有 40 多年的历史，而在我国只是最近几年才得到重视和发展。

远程医疗包括远程医疗会诊、远程医学教育、建立多媒体医疗保健咨询系统等。其中，远程医疗会诊在医学专家和患者之间建立起全新的联系，使患者在原地、原医院即可接受远地专家的会诊并在其指导下进行治疗和护理，可以节约医生和患者大量时间和金钱。远程医疗运用计算机、通信、医疗技术与设备，通过数据、文字、语音和图像资料的远距离传送，实现专家与患者、专家与医务人员之间异地"面对面"的会诊。

二、现代传媒技术在医疗人际沟通中运用的原则

前面已经提到，随着科技的发展，现代传媒对于人类的生活方式和沟通行为的影响越来越大。有学者做过这方面的研究，现代传媒，尤其是网络，对于人类的影响大多呈现三种趋向。一是乐观主义的期待，强调网络传播产生了新的社会交往形式和沟通行为模式，并将与新的都市生活环境相适应。第二种则体现出强烈的批判意识，认为其带来社会关系的非人性化。互联网的使用加剧了人的孤独、疏离感，甚至是沮丧的感觉，实际是减少了人与人的交流和沟通。第三派的观点带有某种折中主义色彩，认为虚拟社群独立于现实社群之外，与现实社群互动，但并不对立。总之，现代传媒技术对人们沟通既有积极面，也有消极面。

那么，作为新时代的医护人员，要在运用现代传媒技术进行医患沟通的过程中，发挥其积极作用，尽量避免其消极面。除了要遵循一般人际沟通的原则外，还应该根据各传媒的特点，联系医患沟通的特殊性，遵循以下沟通的原则。

（一）选择性原则

一方面，由现代传媒技术形成的社交网络打破了时间和空间的壁垒，让人们可以随时进行交流。另一方面，这也增加了合理选择沟通方式与时间的难度。

首先，运用现代传媒形式沟通的选择性原则是指对沟通形式的选择。人际交往目的决定其交往形式，同时一个人选择的沟通渠道也会与其沟通内容有关。每种沟通方式有不同的特点，如果误用，就会造成低效。运用现代传媒技术，合理选择医患沟通的形式，如什么情况下用 QQ、微信，什么时候用电子邮件，是成熟的医务人员应有的职业素质。

其次，运用现代传媒形式沟通的选择性原则也指对内容的选择。通过现代传媒的医患沟通虽然是在虚拟空间里的，医患双方也应该做到诚实。但是诚实不代表完全的自我暴露。比如，现在有的医护人员写医学博客，但不应该不加选择地什么都写，而应该为自己设置边界，如：不应侵犯到患者的隐私权，注意为患者保密。如果医护人员在网络沟通中完全呈现自我，或将自己与患者的隐私、情感生活毫无保留地公开出来，有可能会产生安全问题，甚至引发医患纠纷。

最后，医护人员与患者之间更应选择多元化的沟通方式。应该特别注意的是，任何网络沟通的形式不能完全替代现实沟通，社交媒体提供了方便、快捷的沟通平台，帮助医护人员与患者传递信息、表达情绪、分享感受，但是它始终不能取代真实的人际沟通。

（二）角色定位原则

网络沟通与现实沟通一样，存在角色定位的问题。无论是电子邮件的运用，还是即时通信的运用，医护人员都应从自己的角色地位出发，做出适当的反应。比如，一名医护人员是电子邮件的发件人或收件人，其应该注意的问题是不同的；一个人是 QQ 群的群主或群成员，其表现方式也是有区别的。

（三）平等、自愿的原则

受年龄、地域、性别等因素的影响，人们网络沟通的喜好有一定的倾向性，医护人员应该尽量尊重对方对网络沟通形式的选择，不应该因自己的喜好强人所难。比如，网络在线咨询有多种形式，对年轻患者来说，几乎每一种都能熟练运用，但对于老年患者来说，不是每种形式都适合。再比如，对于视力有缺陷的患者来讲，如果只有手机输入的沟通形式显然就不适合，此时就应选择有语音功能的网络沟通形式，如微信的语音功能降低了数字医疗的门槛，即使不会用手机输入的老人，以及不方便使用手机输入的盲人，也可以轻松使用语音功能反馈他们的意见、建议。所以，医护人员应站在患者的角度考虑运用什么网络沟通形式。

（四）适度的原则

医护人员与患者应该合理运用现代传媒技术进行沟通，而不应该被其控制，甚至依赖现代传媒技术进行沟通，忽略现实中与患者的面对面的沟通，尤其是年轻的医护人员。

2012 年初，由中国互联网络信息中心（CNNIC）发布的《第 29 次中国互联网络发展状况统计报告》中，也提及了相关的社会现象。报告显示，在接受调查的全国 31 个省（区、市）的 16491 人中，60.9% 的人表示，网络让日常生活中的亲情、友情、爱情都变淡了。该统计报告还表明，"上网强迫症"与"网络孤独症"已经成为青年的两大最常见症状——57.3% 的人觉得整天泡在网上让人"更孤独"，34.4% 的人坦言自己就有"网络孤独症"。一项研究社交网站利弊的报告指出，沉迷于社交网络的虚拟社会，可能导致人们对现实人际关系的疏离以及安全感的下降，更有甚者，会产生多疑、恐惧、防范等交往障碍。显然，仅限于电脑和移动设备的虚拟社交难以满足医患之间在心理上的正面建设，医患双方更渴望的是面对面的交流，是现实世界的真实互动。这也与一项由英国心理健康基金会发起的调查报告得出的观点不谋而合：人们面对面接触时，脑下垂体后叶会分泌一种类似催产素的荷尔蒙，这种荷尔蒙可以帮助人们减缓压力，提高信任感，甚至激发爱的感觉。所以，医护人员与患者运用现代传媒技术进行沟通应该适度。

下面具体探讨医护人员在运用现代传媒技术的网络沟通中应注意的一些容易忽略的问题与技巧。

三、网络沟通的技巧

（一）网络在线咨询

网络在线咨询，主要是指微信、QQ 等，如果用于医患之间的正式场合，应特别注意以下问题：

1. 建立良好、可信的网络形象　首先，把握最佳沟通时机。医护人员通过即时通信渠道与患者沟通时，选择合适的时机非常重要。比如夜晚 11 点以后，人的精力、判断力处于低谷期，因此只要不是很重要的事情，就不要在这个时间段打扰他人。其次，医护人员应有适当、得体的网名，最好以自己的全名加上"医生"或"护士"作为自己的网名，切忌标新立异，在进入微信群或 QQ 群时，必须按群要求修改网名。

2. 运用适当的称呼、称谓　在微信、QQ 上称呼患者虽然只有短短的几个字，但其中大有学问，可以体现出一个人的网络沟通的水平。心理学研究表明，人们对别人如何称呼自己非常敏感。得体的称谓可以给对方留下良好的第一印象，不恰当的称呼则会使沟通双方从一开始就陷入尴尬境地。通常情况下，医护人员用微信、QQ 与患者沟通时，可以使用以下几种称谓。一是通称，如"小姐、女士、先生"等，这是一种不区分对方职务、职业、年龄而广泛使用的称呼方法。二是职业称谓，如称对方为"老师、经理、书记、教授"等。三是亲属称谓，同辈人可称"大哥、大姐"，年长者可称"大伯、大叔、阿姨"等。这样能拉近双方的心理距离，给人以亲切、热情的感觉。四是敬称，可以使用"您、尊、贵"等，比如称对方的意见为"尊见"，称对方单位为"贵公司"，称对方身体为"贵体"等。

3. 不要随意设置字号、字体及其颜色　微信、QQ 的字号、字体及其颜色都有默认的设置，如 QQ 聊天软件默认的设置是 10 号、黑色、宋体字。医护人员不应在与患者沟通时为了展示自己的个性或引人注目，随意修改设置，切忌改成大红大绿、火星文等字样。

4. 尽量避免语误　微信、QQ 的语误应尽量避免，其中特别应该避免出现错别字，尤其是医学名词。因为这些语误有可能对患者造成伤害，而且语误太多，也会降低患者的信任度。所以应仔细检查语法和用词，更不能故意挑衅和使用脏话。

（二）电子公告板系统（网络论坛）

现在，关于医疗的网络论坛越来越普遍，一方面，医护人员能够借助此平台表达对社会中各种现象与问题的情绪和意见。在互联网这一广阔的言论平台上，医护人员还可以针对某一个共同的"议题"进行讨论，进而聚集成为一个群体。另一方面，由于群体内部组成人员在受教育程度、年龄、文化背景等方面各异，在发表言论时经常含有偏激甚至人身攻击之词。一旦发现自己与群体中多数意见相左，由于害怕被孤立和被恶言攻击的心理，大部分人都会选择沉默。这种情况之下，强者愈强，弱者愈弱，多数人的意见得到进一步强化直至被推向极端。

美国心理学家萨拉·凯拉尔在研究中发现并提出"网络群体极化现象"。他与同事通过研究证明：网络中的群体极化现象比现实中的极化现象更加突出，程度大约是现实生活中面对面时的两倍多。美国学者凯斯·桑斯坦也指出："毫无疑问的，群体极化正发生在网络上。讲到这里，网络对许多人而言，正是极端主义的温床，因为志同道合的人可以在网上轻易且频繁地沟通，但听不到不同的意见。持续暴露于极端的立场中，听取这些人的意见，会让人逐渐相信这个立场。各种原来无既定想法的人，因为所见不同，最后会各自走向极端，造成分裂的结果，或者铸成大错并带来混乱。"这种现象在医疗论坛中同样存在，因此医护人员在运用此种沟通方式时应注意以下问题：

1. 尊重他人　首先，尊重他人的时间。在提问题以前，先自己花些时间去搜索和研究、学习，因为很有可能同样的问题以前已经问过多次，现成的答案随手可及。不要以自我为中心，因为别人为你寻找答案需要消耗时间和资源。第二，尊重他人的隐私。如果别人与自己所用电子邮件内容或私聊的记录是涉及隐私的部分，则不应该到处广播。未经同意将他人真名公开也是不尊重别人的表现。第三，平心静气地争论。争论是论坛中正常的现象，但不应以为在虚拟世界就能过分随意，完全不约束自己的行为，而应依然理智地对待不同见解，以理服人，更不要人身攻击。最后，宽容。论坛成员都曾经是新手，不可避免会犯错。当看到别人写错字，用错词，问一个低级或不太适当的问题时，大可不必在意。如果建议，态度必须真诚，最好用电子邮件私下交流提议，切忌冷嘲热讽。

2. 网上网下行为一致　在现实生活中大多数医护人员都是遵纪守法的，同样地，在网上也应如此。网上的道德和法律与现实生活中是相同的，不要以为在网上就可以降低自己的道德标准。

3. 入"坛"随俗 同样是医学论坛，不同的论坛有不同的规则。在一个论坛允许的行为在另一个论坛可能就不适当或被禁止。建议：最好先熟悉此论坛的规则再发言，以使得行为在此论坛是可以被接受的。

4. 学会分享 在论坛中，医护人员应学会分享，根据自己的实际与所长热情地回答别人提出的问题。除此以外，分享还包括当自己提出的问题因有意思而引起较大反响并得到多个回答时，应该写份总结与大家分享，这样就能逐步树立自己良好的网络形象。

（三）微博沟通

据统计，2012 年 6 月，我国微博用户已达到 3 亿之多。97% 以上的中央政府部门、100% 的省级政府和 98% 以上的地市级政府部门开通了政府门户网站，政务微博认证账号超过 24 万个。为构建和谐、法治、健康的网络环境，维护微博社区秩序，更好地保障用户合法权益，新浪微博甚至率先于 2012 年 5 月 8 日公布的《新浪微博社区公约（试行）》等制度，并于 28 日正式执行。可见微博的影响力是巨大的，其中不乏医护人员自己创建的微博。目前，全国范围内在微博注册的医务人员有很多，但是微博影响效果并不理想。那么医护人员在使用微博中应注意哪些问题呢？

1. 尊重他人 尊重他人首先指尊重患者的名誉权，不得以侮辱、诽谤等方式对他人进行人身攻击。其次，应尊重他人隐私权，不得侵害他人隐私。例如对于一些医生微博中描述的医患故事，应避免因"对号入座"而侵犯患者的隐私权。患者隐私包括真实姓名、身份证号、电话号码、家庭住址及其不愿公开的其他个人信息。再次，应尊重他人肖像权，未经患者同意不得擅自使用或修改其肖像。最后，应尊重患者的安宁权，不得利用微博骚扰他人。不应以评论、@他人、私信、求关注等方式对他人反复发送重复、近似、诉求相同的信息。

2. 体现分享价值 医务人员在发布信息时应更多地倾向于挖掘民众的需求，满足其心理需要，提供更多有价值的信息。中国健康教育中心专家田向阳教授认为，医护人员可以利用微博将健康知识和最新的医学研究进展，以最快的速度传播给公众，还可以多发些自己的诊疗故事和生活动态等，以增加患者对医生的了解，加强医患沟通。微博注重的是互动性，医务人员的微博一方面要通过信息发布，展现医务人员真实的工作、生活状态，抒发人生感悟，解答病患疑惑，让人感受到有血有肉、感情丰富的医务人员形象。另一方面，医务人员微博应树立服务理念，提升医务人员网络素养，实现医务人员微博与民众顺利沟通。

3. 真诚、负责 作为微博中一个特殊的群体，医护人员发布的信息会给患者带来较大的影响。在微博上究竟应公开哪些信息以及应怎样与患者沟通，伴随着"粉丝"数量和影响力的增加，医护人员也承担着比普通微博作者更多的责任。应该特别注意的是，医护人员在微博中认证加"V"以后，就是公众人物，因此发布医疗方面的信息必须以高度的责任感保证其准确无误，切不可道听途说。如果有人指出错误，一定要及时、真诚地予以更正。当然，医护人员如果遭遇微博负面消息的攻击或受到质疑，不要惊慌或者回避，应该以真诚的态度检索相关留言，辩证看待网民的评论，了解情况后再联系相关人员，不可贸然发表回复或者声明。

总之，从我国目前实际情况来看，医务人员在微博上发布、转发和评论各种医学信息，与用户分享工作体会和生活琐事，通过互联网媒介和网友互动，加强了与公众之间的沟通、交流，对医务人员形象的改变发挥了很好的宣传作用，并且在微博上形成了一定的影响力。但是，因为互联网相关法律、法规的缺失，医护人员在其个人微博上发布信息应持谨慎态度，避免因言辞不当引发不必要的法律纠纷、伤害患者的情感，避免激化医患矛盾的网络言论的传播等。对此，医院应积极指导医务人员加强学习医患沟通的艺术与技巧，使得在以微博应用为代表的新医患沟通模式上与大众的沟通更规范、更有效。

（四）电子邮件沟通

电子邮件服务是网上最常用的，同时也是最传统的功能，医护人员运用电子邮件沟通时应注意以下几点：

1. 精心构思 首先，主题明确。主题的设计要让接收者能够认可自己发的邮件，有兴趣打开邮件。一封电子邮件最好只有一个主题，是发件人撰写邮件的中心思想。其次，注重礼貌，在语气、表达方式等方面一定要合理、恰当。最后，邮件内容应以简短为佳。电子邮件应力求内容简洁，用最简单的内容表达出自己的诉求点，如果必要，可给出一个关于详细内容的链接，收件人如果有兴趣，会主动点击链接的内容。

2. 注重细节 最好填写电子邮件的主题，因为它是收件人最早可以看到的信息。邮件内容是否能引人注意，主题起到相当重要的作用。邮件主题应言简意赅，以便收件人决定是否继续阅读邮件内容，字数限制在 50 个字符（25 个汉字）以内。作为一封正式的函件，邮件书写应该参考普通商务信件的格式，对收件人的称呼、邮件正文、发件人签名等应该齐全。

3. 切忌在情绪激动时回复邮件 一个人在情绪激动的状况下，容易以偏激、片面的眼光看待问题。此时回复邮件，很容易言辞不当，往往会冒犯对方。所以应该在心情平静时再看邮件，在恢复理智时以平静的心态回复邮件。

复习思考题

一、课后思考

1. 现代传媒的概念、特点、功能分别是什么？
2. 如何理解现代传媒技术在我国医疗领域运用的现状？
3. 医疗人际沟通运用现代媒体技术的主要形式有哪些？
4. 联系实际简述现代传媒技术运用在医疗人际沟通中运用的原则。

5. 医护人员应如何运用网络沟通的技巧？

二、案例思考

国内知名医疗信息化建设专家周鹏远在"公立医院在互联网大潮下的机遇与挑战"的主题演讲中这样说道："……最后我们讲医患互动这一点。在这里，我一定要跟大家分享一个故事，因为这个故事对我来讲也是很震撼的。北京儿童医院眼科的主任叫于刚，是个'网络狂人'。他刚到医院的时候，这个科室一年只有30万收入。经过六年左右的时间，收入是1.24亿。在交流的时候于刚主任跟我讲：'我曾经跟科室里面说过一句最狠的话——在网上只要有一个问题还没有得到回复，谁都不许睡觉！'可见这个科室对互联网的重视程度。刚开始时护士长很不接受，后来看到互联网确实给科室带来很多收益，护士长、所有的护士都很积极地做这个事情。因此，大家要重视医患互动。从儿童医院这个例子中，我们能够看到医患互动对医院发展的能量意义。"

请同学们联系现代传媒技术在医疗领域中的运用现状思考周鹏远老师举到的案例对以后临床中的医患沟通有何启发？

三、阅读思考

请同学们在网上搜索以"张强医生"为名的新浪微博，了解该微博建立的目的与过程，仔细阅读其博文，联系本章的内容思考现代传媒技术对医学领域的深刻影响，并联系本人实际设想：如果你要创建一个医学微博，应怎样做。

参考文献

［1］（美）瑞丽．护理人际沟通［M］．北京：人民卫生出版社，2010.

［2］（美）赛尔顿．护理沟通技巧［M］．北京：人民卫生出版社，2011.

［3］陈丛耘．口语交际与人际沟通［M］．重庆：重庆大学出版社，2010.

［4］戴肖松，高占玲．护理学导论［M］．北京：中国医药科技出版社，2009.

［5］符红川，张虹．沟通艺术与技巧［M］．沈阳：辽宁教育出版社，2014.

［6］高燕．护理礼仪与人际沟通［M］．北京：高等教育出版社，2003.

［7］呼志强，黄薇．即学即用的100个话语沟通术［M］．北京：机械工业出版社，2012.

［8］胡邓．人际交往从心开始［M］．北京：机械工业出版社，2008.

［9］贾启爱．人际沟通［M］．南京：东南大学出版社，2008.

［10］雷容丹．护理礼仪与人际沟通［M］．北京：中国医药科技出版社，2011.

［11］冷晓红．人际沟通［M］．北京：人民卫生出版社，2006.

［12］李冰．护理技能操作标准与语言沟通［M］．北京：人民军医出版社，2009.

［13］李昌彧．人际沟通与职业礼仪［M］．北京：化学工业出版社，2010.

［14］李功迎．医患行为与医患沟通技巧［M］．北京：人民卫生出版社，2012.

［15］李继平．护理人际关系与沟通教程［M］．北京：北京科学技术出版社，2008.

［16］李丽娟，杨运秀．护理沟通技巧［M］．武汉：华中科技大学出版社，2012.

［17］李秋萍．护理教学中建立双赢师生关系的沟通艺术［J］．中华护理教育，2007，9（4）：239.

［18］李小妹．护理学导论［M］．长沙：湖南科学技术出版社，2001.

［19］李晓玲．护理人际沟通与礼仪［M］．北京：高等教育出版社，2010.

［20］李晓松．人际沟通［M］．北京：人民卫生出版社，2007.

［21］李颖娟．人际沟通与交流［M］．北京：清华大学出版社，2012.

［22］李峥．人际沟通［M］．北京：北京协和医科大学出版社，2004.

［23］廖颖辉．影响护理教师与护生沟通的因素及对策［J］．卫生职业教育，2007，25（11）：87.

［24］刘桂英．护理礼仪［M］．北京：人民卫生出版社，2003.

［25］刘国珍，徐国华．人际沟通［M］．江西：江西科学技术出版社，2008.

［26］吕月桂，王远湘．护理礼仪与人际沟通［M］．武汉：华中科技大学出版社，2011.

［27］麻友平．人际沟通与交流［M］．北京：清华大学出版社，2009.

［28］满旭晨，王亚东．医务人员微博现状分析与管理对策［J］．中国医院，2014，（5）：104.

［29］倪杰．管理学原理［M］．北京：清华大学出版社，2006.

［30］任皓．激励和批评艺术［M］．北京：国家行政学院出版社，2011.

［31］石海兰．人际沟通（案例版）［M］．北京：科学出版社，2010.

［32］史宝欣．多元文化与护理［M］．北京：高等教育出版社，2010.

［33］史瑞芬，史宝欣．护士人文修养［M］．北京：人民卫生出版社，2012.

［34］史瑞芬．护理人际学［M］．北京：人民军医出版社，2009.

［35］覃琥云，张艳萍．人际沟通［M］．北京：科学出版社，2003.

［36］汪洪杰．人际沟通［M］．郑州：郑州大学出版社，2008.

［37］王斌．人际沟通［M］．北京：人民卫生出版社，2012.

［38］王臣平，李敏．护理人际沟通［M］．长沙：中南大学出版社，2011.

［39］王文科．传媒导论［M］．杭州：浙江大学出版社，2006.

［40］杨保军．新闻活动论［M］．北京：中国人民大学出版社，2006.

［41］王振东，魏冰玉，房靖祥．医院网站设计思路及前景展望［J］．中国医院管理，2007，27（2）：63 – 64.

［42］吴桂娟．赢在沟通［M］．北京：中国经济出版社，2010.

［43］吴玉．管理行为的调查与度量［M］．北京：中国经济出版社，1987.

［44］武洪明，许湘岳．职业沟通教程［M］．北京：人民出版社，2011.

［45］武庆新．爱沟通 能沟通 善沟通——家长培养孩子沟通能力的高效方法［M］．北京：北京工业大学出版社，2012.

［46］熊军，方平．我国医院网上信息服务模式初探［J］．医学信息，2006，19（2）：195 – 196.

［47］荀伟平．人际沟通的10条白金法则［M］．北京：中国纺织出版社，2011.

［48］严文华．跨文化沟通心理学［M］．上海：上海社会科学院出版社，2008.

［49］余大敏．人际沟通［M］．北京：高等教育出版社，2011.

［50］张翠娣．护士人文修养与沟通技术［M］．北京：人民卫生出版社，2012.

［51］张书全．人际沟通［M］．北京：人民卫生出版社，2008.

［52］张玉辉．说漂亮话、办漂亮事、做漂亮人［M］．北京：世界知识出版社，2009.

［53］周秀红．构建和谐的医患信息沟通平台［J］．中华医院管理，2006，22（12）：829 – 830.

［54］邹中棠．职场沟通工具与实战智慧［M］．北京：机械工业出版社，2010.